한국인의 힘, 고추에 대한 모든 것
고추는 나의 힘

한국인의 힘, 고추에 대한 모든 것
고추는 나의 힘

개정판 1쇄 인쇄 | 2011년 11월 20일
개정판 1쇄 발행 | 2011년 11월 25일
지은이 | 전도근
펴낸이 | 조종현
펴낸곳 | 북오션

종 이 | 대한실업
출 력 | 푸른서울
인 쇄 | 정민문화
출판신고번호 | 제313-2007-000197호

주 소 | 서울시 마포구 서교동 468-2번지
이메일 | bookrose@naver.com
전 화 | 영업문의 : 02-322-6709   편집문의 : 02-325-5352
팩 스 | 02-3143-3964

ISBN 978-89-93662-51-1 (02510)

* 「이 도서의 국립중앙도서관 출판시도서목록(CIP)은 e-CIP홈페이지(http://www.nl.go.kr/ecip)와 국가자료공동목록시스템(http://www.nl.go.kr/kolisnet)에서 이용하실 수 있습니다. (CIP제어번호: CIP2011004625)」

* 이 책은 북오션이 저작권자와의 계약에 따라 발행한 것이므로 이 책의 내용의 일부 또는 전부를 이용하려면 반드시 북오션의 서면 동의를 받아야 합니다.
* 책값은 뒤표지에 있습니다.
* 잘못 만들어진 책은 구입하신 서점에서 교환해 드립니다.

한국인의 힘,
고추에 대한 모든 것

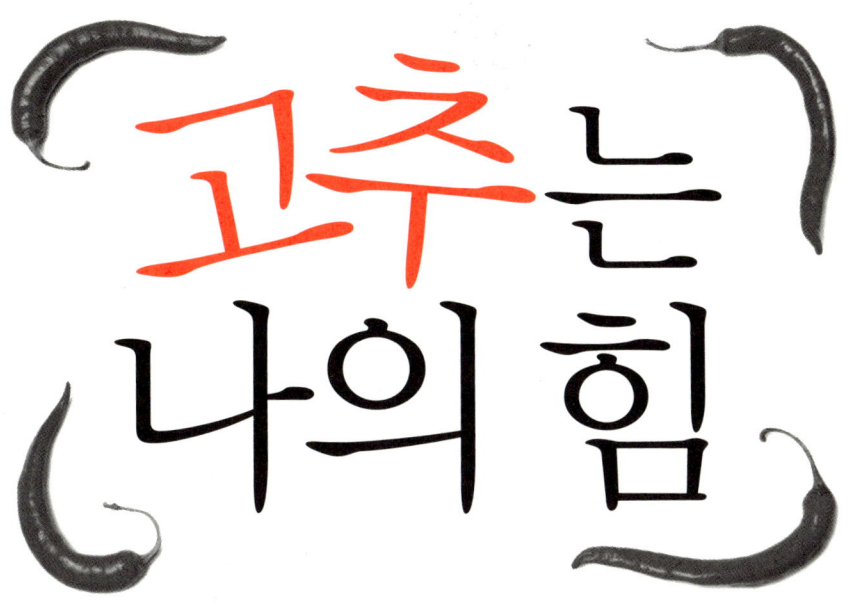

고추는 나의 힘

전도근 지음

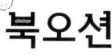
북오션

Prologue

한국인의 1인당 연간 고추 소비량 4kg, 매운 라면의 연간 판매량 8억 개, 한국인이 좋아하는 음식 1위도 김치이다. 이 정도면 온 국민이 매운맛 마니아라고 해도 될 정도이다.

그런데 서양에서도 이에 못지않은 고추 열풍이 불고 있다. 미국 뉴멕시코 주의 해치마을에서는 해마다 고추축제가 열리고 있으며 고추 먹기 대회, 고추 아가씨 선발 대회 등 각종 행사를 마련해 고추를 적극적으로 홍보하고 있다. 또한 미국 서부에는 정기적으로 모여 매운 고추 먹기에 도전하는 고추 마니아 클럽이 생겼다. 매운 고추인 하바네로(habanero)로 유명한 멕시코에서는 과일, 과자에까지 고춧가루를 뿌려 먹는 등 못 말리는 고추사랑을 보여주고 있다.

최근에는 고추의 여러 가지 효능들이 과학적으로 입증되면서 고추에 대한 관심이 더욱 커지고 있다. 비만치료에서 항암효과까지 그 범위를 넓혀가고 있는데, 이번에는 우리의 고추로 만든 음식이 우주인의 식량으로 선정되면서 또 한 번 주목받고 있다.

고추는 값싸고 흔해서 그다지 귀하게 여겨지지도 않지만, 고추가 없는 밥상은 상상이 되지 않는다. 늘 우리 식탁의 한자리를 차지하고 있는 고추가 어느 날 갑자기 사라져버린다면, 우리는 고추가 빠진 식탁에서 진정으로 맛을 이야기할 수 있을까? 고추가 주는 커다란 즐거움을 포기하고 살아갈 수 있을까?

한국인들에게 고추는 단순히 채소가 아닌 식생활의 혁명을 가져온 소중한 존재이다. 고추가 아니었다면 우리나라의 대표 음식인 김치도, 손쉽게 먹을 수 있는 라면도 지금의 모습을 갖추고 인기를 얻기 힘들었을 것이다. 김치로 얻는 우리의 자부심도, 모두를 만족시키는 입맛도, 우리 식탁의 개성도 고추가 주는 기쁨이 아닐까?

오래전 우리의 선조들은 고추를 다양하게 활용하면서 맛을 위한 조리법은 물론 오늘날 요리과학이라고 할 만한 조리법들을 손끝에 익혀 때에 맞게 활용했다. 거기에 솜씨와 손맛을 더해 고추를 활용한 조리법들을 물려주었다.

고추 한 가지로 고추장, 고춧가루, 고추장아찌, 고추전, 고추나물, 고추자반, 고추김치 등 여러 음식을 만들 수 있을 정도로 고추의 쓰임과 활용도는 무궁무진하다. 같은 고추라도 찌고 익히고 말리고 하는 등의 방법과 어떤 부재료와 조화를 이루느냐에 따라 또 다른 맛과 영양소를 만들어 낸다. 고추는 여러 가지 형태로 우리의 식탁에 자리를 잡았다.

밋밋한 추어탕도 매운 고추 두 개만 송송 썰어 넣으면 개운하게 속 풀리는 국물요리가 되고, 입맛 없고 심드렁한 일상에 혀가 얼얼할 정도의 매운 음식은 활력을 찾아준다. 변변한 반찬이 없어도 고추 소박이 몇 점만 있으면 밥 한 그릇 뚝딱 해치우고, 일 안 풀리는 날엔 땀이 송글송글 나게 하는 매운 고추요리를 먹으면 스트레스를 날릴 수 있다. 그러나 우리는 매일 고추 같은 매운 음식들을 즐겨 먹으면서도 정작 고추에 대해서 아는 것이 너무 없다.

이 책에서는 6개의 PART로 나누어 고추의 전파 경로, 유난히 매운맛을 좋아하는 한국인, 고추 관련 상식과 잘못된 지식,

고추의 종류와 효능, 고추를 건강하게 먹는 방법, 맛있게 요리해 먹는 고추 등을 소개하여 고추에 대해 알아본다.

부디 이 책을 통해서 독자들이 고추에 대한 정확한 지식을 바탕으로 매운맛이 주는 행복의 원천을 알고 건강한 삶을 영위하기를 바라는 마음이다.

일산의 서재에서 전도근

Contents

Prologue 4

Part 1 고추, 언제부터 먹게 되었을까?

01 획기적인 식용식물, 고추 15
02 십자군 전쟁의 원인이 된 향신료 19
03 금은보화보다 더 귀한 향신료 후추 23
04 콜럼버스가 가져다준 고추 27
05 인도에서 진가를 발휘한 고추 30
06 혀가 얼얼 코가 시큰거리는 태국의 쥐똥고추 34
07 중국의 대표적인 맛을 만든 고추 37
08 조용히 자리 잡은 일본의 매운맛 40
09 한국 밥상의 혁명을 가져온 고추 47

Part 2 왜 한국인은 고추에 열광하는가?

01 한국인의 열정을 만들다 53
02 매운맛 없이는 못 사는 한국인 57
03 우리의 전통문화에 녹아 있는 붉은 상징 60
04 한국의 명품 김치를 만드는 일등 공신 62

05 식탁을 화려하게 만드는 마술사　65
06 한국인이 유난히 고추를 좋아하는 이유　69

Part 3　당신은 고추에 대해 얼마나 알고 있는가?

01 매운맛은 맛이 아니다　75
02 불황일수록 사랑받는 맛　78
03 감기엔 고춧가루 둥둥 띄운 소주가 좋다?　81
04 맛있는 식당의 비결 매운맛　84
05 매운맛도 정도가 다르다　88
06 알아주는 매운맛 세계의 명품 고추　90
07 맛볼수록 중독되는 맛　95
08 세계의 명품 매운 소스　97

Part 4　몸과 마음을 치유해주는 고추

01 고추의 효능과 영양　105
02 통증을 줄여주는 캡사이신　112
03 암에 좋은 캡사이신　116
04 다이어트에 좋은 캡사이신　120
05 고추로 하는 다이어트　124
06 스트레스 해소에 좋은 캡사이신　127
07 식욕을 돋워주는 고추　130
08 정력에 좋은 고추　133

Part 5 알고 먹으면 더 좋은 고추

01 우리의 건강을 해치는 가짜 고춧가루　139
02 우리 가족의 건강을 위한 좋은 고추를 고르는 법　143
03 말리는 방법에 따라 달라지는 고추의 맛　146
04 맛있는 고춧가루 고르기　150
05 고추의 화려한 변신 고추장　155
06 건강한 고추를 재배하는 방법　159
07 많이 먹으면 위에 부담을 주는 고추　163
08 매운맛 없애는 데에는 우유가 최고　166

Part 6 알수록 다양한 고추의 세계

01 연하고 달콤한 오이고추　171
02 쭈글쭈글 주름살 깊은 꽈리고추　173
03 맵싸한 즐거움의 풋고추　175
04 씹는 맛이 아삭아삭 아삭이고추　177
05 내 몸에 휴식을 주는 피망과 파프리카　179
06 고추의 화려한 변신 꽃고추　182

부록 1 마음과 혀를 감동시키는 고추요리

- 01 우리 가족 외식하고 싶은 날 푸짐한 고추 잡채 186
- 02 감칠 맛 나는 도시락 메뉴 고추 김밥 188
- 03 비 오는 날 분위기 살리는 한 접시의 행복 고추전 190
- 04 속이 확 풀리는 칼칼한 맛 고추탕면 192
- 05 찬바람 불 때 덜컹한 마음 잡아주는 고추 만두 194
- 06 느끼한 요리에 곁들이면 개운한 맛 고추 피클 196
- 07 일상의 스트레스를 푸는 고추말이 불고기 198
- 08 손맛이 일품인 고추쇠고기 꼬치 200
- 09 삭힐수록 고마움이 깊어지는 맛이 좋은 고추 소박이 202
- 10 알싸한 술안주로 만점 고추 돈가스 204
- 11 느끼하지 않은 고추 자장면 206
- 12 속이 얼큰한 고추 수제비 209

부록 2 한국의 명품 고추! 청양고추

- 01 우리나라 고추의 대명사 청양고추 213
- 02 원산지에 대한 논란이 많은 청양고추 216
- 03 지리적 표시제로 청양고추의 원산지는 청양 220
- 04 고추와 관련된 테마파크 223
- 05 고추를 테마로 한 고추 축제 227
- 06 고추를 이용한 기능성 식품 232

Part 1

고추, 언제부터 먹게 되었을까?

획기적인 식용식물,
고추

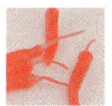 고추의 원산지는 중남미에 널리 분포되어 있으며, 볼리비아나 아마존강 유역으로 알려져 있다. 인류 역사가 시작되기 이전에도 고추가 존재한 것으로 추측되지만, 고추를 먹기 시작한 것은 약 기원전 9000년 전부터이며 야생종을 개량해 식용으로 사용해왔다고 알려졌다. 하지만 실제로는 기원전 850년경에야 고추 재배가 시작되었다고 한다.

중남미의 높은 온도나 건조한 기후 조건이 고추가 잘 자랄 수 있도록 도왔을 것이다. 야생 동물을 사냥하고 야생 식용식물을 채집하여 먹을거리를 구했던 시절, 신대륙의 남쪽으로 내려간 사람들에게는 알싸하고 독특한 풍미가 있는 고추가 획기적인 식용식물이 되었다. 생으로도 먹을 수 있고 건조시켜도 먹을 수 있는 고추는 들짐승들의 고기나 물고기의 냄새를 중화시키고

보존하는 데 쓰이게 되었고 식욕을 촉진시켜 주고 원기를 회복해주는 효과가 있어 이용 가치가 높은 채소로 취급되었다.

고추는 매운맛과 향, 크기에 따라 그 가짓수가 무려 200여 가지나 된다. 고추의 용도도 고춧가루를 내는 것에서 고추피클을 만드는 것, 소스 만드는 것, 통으로 쓰는 것, 볶을 때 쓰는 것 등 다양하다.

오늘날 중남미에서 가장 매운맛을 좋아하는 지역은 바로 멕시코이다. 멕시코 사람들은 우리나라 사람들처럼 고추를 좋아해서 대부분의 요리에 고추를 넣어 먹는다. 심지어는 고춧가루를 구운 옥수수나 과일에도 뿌려먹을 정도로 고추에 대한 인기는 대단하다. 주로 더운 나라 사람들이 고추를 즐겨 먹는 것을 보면 그들이 고추를 좋아하는 이유가 그 나라의 더운 기후와도 밀접한 관련이 있는 것이다.

더운 지역에 살고 있는 사람들이 매운맛이 나는 음식에 좀 더 애착을 갖는 이유는 여러 가지가 있는데, 특히 매운 소스가 사람들을 건강하게 해주고 먹고 난 뒤 땀으로 인해 발한작용으로 시원해지기 때문이라고 할 수 있다. 즉, 우리 옛말처럼 이열치열을 즐기고 있는 것이다. 더군다나 더운 나라 사람들은 매운 음식을 먹고 난 뒤에도 배탈에 걸릴 확률이 다른 나라에 사는 사람들에 비해 낮다고 한다.

멕시코 사람들이 다른 나라 사람들에 비해서 정열적인 이유 또한 즐겨 먹는 고추의 영향이 크다고 할 수 있다. 멕시코 요리의 3대 재료는 옥수수와 콩과 고추라고 해도 과언이 아니다. 그중에서도 옥수수가 주식인데 옥수수 요리를 맛있게 해주는 것이 바로 고추인 것이다.

고대 마야인들에게 옥수수는 자신들이 옥수수에서 생겨났다고 믿었을 정도로 기본적이고 역사가 오래된 작물이다. 옥수수는 그냥 구워서 먹기도 하지만, 물에 불린 후에 으깨서 얇고 넙적하게 편 다음 구워 먹는 토티야도 있다. 토티야는 만드는 방법이 쉬워서 집에서 주부들이 직접 만들기도 하지만 최근에는 토티야만 구워서 파는 가게에서 사 먹는다. 토티야 요리에 빠지지 않는 소스가 있는데 그것이 바로 살사 소스이다. 살사란 스페인어로 '소스'라는 뜻이며, 멕시칸 살사 소스는 잘게 썬 토마토에 양파, 실란트로, 오레가노 등 향신료를 넣고 고추를 넣어 맵게 만든 소스이다.

멕시코는 콜럼버스가 신대륙을 발견하기 이전부터 중앙아메리카에서 살아왔던 원주민들의 토착문화와 스페인 정복기에 들어온 스페인의 음식문화, 스페인으로부터 해방된 후 프랑스 음식의 영향을 받고 나서야 현대의 음식문화를 형성하였다.

멕시코 요리는 미주 지역에서 패스트푸드로도 개발되어 햄버거나 피자 못지않은 인기를 끌고 있다. 우리나라에는 1990년대 초 국내에 미국계 패밀리 레스토랑이 들어오면서 알려지게 되었다. 다른 패스트푸드와는 달리 쌀과 콩, 옥수수, 토마토 등을 주재료로 하여 건강에 좋을 뿐만 아니라 매콤한 맛이 우리나라 사람들 입맛에 맞아 즐겨 찾는 외식 메뉴가 되고 있다.

십자군 전쟁의 원인이 된 향신료

향신료(spice)는 매일 먹는 일상적인 식사에 생기를 주는 마법의 양념이다. 향신료는 음식의 맛과 향, 색을 내기 위해 사용하는 모든 식물성 재료를 말한다. 이것은 가루 형태는 물론 참깨나 들깨처럼 향을 머금고 있는 씨앗 형태의 알갱이와 로즈마리나 민트와 같은 잎사귀, 뿐만 아니라 허브(향신채)의 뿌리, 나무 껍데기, 과일 및 종자를 건조시킨 모든 재료를 포함한다.

향신료의 힘을 쉽게 상상할 수 없다면 우리가 흔히 쓰는 참기름을 떠올려 보자, 조물조물 무쳐 낸 나물에 참기름 한 방울을 넣음으로 인해서 그 향기와 윤택함이 얼마나 더해지는지를 떠올린다면 향신료가 주는 기쁨을 알 수 있다.

인류는 아득히 먼 옛날 이집트나 로마 시절부터 음식에 갖가지 풍미를 더하기 위해 향신료를 사용해왔다. 고대의 그리스 시대에는 육류를 많이 먹지 않아서 다양한 향신료를 쓰기보다는 주로 지중해에서 재배한 사프란(Saffron)과 올리브기름, 동방의 후추 등이 사용되었다. 그러나 로마가 들어서고 로마의 통치가 정점에 이를 무렵 사람들은 육류를 먹는 즐거움을 느끼기 시작하였으며, 이로 인하여 다양한 향신료의 필요성이 증가되었다.

로마의 귀족들은 연회를 아주 좋아했다. 특히 황제라든지 세력가인 귀족의 경우는 하루 몇 번이고 연회석에 나가곤 했다. 넓은 영토를 확보한 로마는 먹을거리가 풍부했으며, 그들의 승리를 축하하기 위한 연회는 자주 열릴 수밖에 없었다. 그래서 로마의 귀족들 중에는 유난히 맛있는 음식을 찾는 미식가들이 많았다.

식민지에서 가져온 다양한 음식재료와 요리법들은 미식가들의 입맛을 충족시키기에 충분하였고 맛있는 산해진미는 더욱 먹는 문화를 즐겁게 하였다. 철학자 세네카가 "로마인들은 먹기 위해 토하고, 토하기 위해 먹는다"고 할 정도로, 로마인들은 연회에 나오는 요리가 매우 많아서 때로는 배가 불러 다 먹지 못하게 되면 새의 깃털을 이용해 토하고도 다시 먹을 정도로 먹는 것을 즐겼다고 한다.

당시 로마인들의 주식은 곡류를 이용한 빵이 주였지만 연회에서는 고기를 많이 먹었다. 로마인들은 자주 먹는 고기나 음식들을 어떻게 하면 맛있게 먹을 수 있을까 고민했다. 특히 연회에서 고기를 자주 사용하였기 때문에 그들은 고기의 비린내를 제거하고 부패를 막기 위해서 양념이나 향신료를 찾을 수밖에 없었다. 당시의 향신료는 고기의 비린내를 없애거나 요리의 양념과 향을 돋우는 보조 재료로 사랑받았었다.

로마의 통치가 정점에 이를 무렵 속국이었던 이집트와 터키 지방을 경유하여 육로로 후추와 육두구, 겨자, 계피, 커리(카레), 민트, 파슬리 같은 향신료가 대량으로 흘러 들어왔기 때문에 이들을 사용한 요리가 발달하였다.

로마인들이 향신료를 본격적으로 사용하기 시작한 것은 로마가 이집트를 정복한 후부터이며, 그 당시 귀중하게 생각되었던 향신료는 인도산(産)의 후추와 계피였다. 무역풍을 타고 인도양을 건너 홍해를 북상하여 이집트에 달하는 항로가 개발되었기 때문이다.

로마는 넓은 영토를 가지고 있었기 때문에 안정적으로 향신료의 대량 확보가 가능하여 싼값에 쉽게 구할 수 있었다. 그러나 서로마제국이 멸망과 함께 로마의 속국들이 독립하면서 향신료를 구하는 것은 쉽지 않았으며, 가격은 비싸지기 시작하였다. 그러나 중세 초기에는 새로운 종교적 분열과 서양과 이슬람의 대립구조로 인하여 향신료를 구하는 것은 더욱 힘들어졌다.

이슬람 세력과 서양과의 전쟁이었던 십자군 원정은 표면적으로는 종교 문제로 발생한 것이 사실이지만 단순한 종교전쟁이 아니라 영토를 차지하기 위한 영토분쟁이며, 향신료를 차지하기 위한 상업전쟁이기도 하였다. 그래서 일부에서는 십자군 전쟁이 향신료를 차지하기 위한 전쟁이라고도 평가를 하고 있다.

문제는 당시만 해도 향신료를 필요로 하는 계층은 일부에 국한하였지만 십자군전쟁에 참여한 병사들이 서서히 향신료가 듬뿍 들어 있는 이슬람의 음식들에 길들여지기 시작하였다. 병사들은 전쟁이 끝나고 본국에 돌아가서도 한번 맛본 향신료를 잊을 수가 없었다. 그들이 향신료가 들어간 음식을 찾으면서 향신료의 가치와 소비량은 점점 높아져갔다.

십자군전쟁 기간 동안 동원된 인원을 생각해본다면 이들은 실로 엄청난 숫자였다. 그들 전부가 향신료를 좋아하지 않았다고 하더라도 상당수는 향신료를 필요로 하였으며, 그것만으로도 많은 향신료를 소비하였다. 뿐만 아니라 십자군 전쟁에서 돌아온 사람들의 식습관은 그대로 민간에 퍼져나가면서 향신료의 소비는 폭발적으로 증가하게 되었다.

금은보화보다 더 귀한
향신료 후추

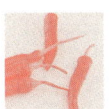 이슬람에서 향신료를 가져오기 위해서는 비단길 구간 중 시리아와 이라크 지역을 연결하는 카라반루트를 이용해야 했다. 중세에 들어와서 중동의 이슬람교도가 강력하게 팽창한 후부터는 유럽이 원하는 향신료는 모두 아랍 상인의 손을 통하지 않으면 구할 수 없게 되었다. 육로의 유일한 보급로였던 카라반루트가 이슬람의 세력에 들어가자 서양에서는 엄청난 중도세를 지불하고 이슬람에게서 향신료를 구매해야 했으며 향신료의 가격과 품귀현상이 일어나 어마어마한 가격으로 거래되었다.

그러나 향신료를 구하기 위해 동방으로 떠나는 여행은 짧게는 1년, 길게는 2~3년이 걸릴 정도로 긴 여정이었고, 항해에 소요되는 사람들도 수십에서 수백 명에 이르렀기 때문에, 향신료

를 구해 본국으로 돌아왔을 때 모든 비용이 더해져 향신료 가격은 하늘 높은 줄 몰랐던 것이다.

향신료 중에서도 특히 귀했던 것은 '후추'였는데 당시 후추의 가격은 다른 향신료의 10배였다고 한다. 중세의 후추의 가격이 거의 '은값'에 맞먹는 수준이었다고 하니 얼마나 비싼지 알 수 있다. 후추는 은 대신 화폐로 통용되기도 했다고 하며, 가장 비쌀 때는 금과 맞먹는 가격으로 거래되기도 했었다. 뿐만 아니라 후추 한 줌이 황소 반 마리나 양 한 마리의 값어치를 가지고 있었으며, 관리들에게 뭔가 청탁할 일이 있으면 후추를 주거나, 병든 노모를 위하여 모든 것을 팔아서 후추를 사오는 이야기가 책으로 나오기도 하였다.

이런 높은 가격 때문에 당시는 향신료를 쓴다는 것 자체가 부를 의미하였다. 중세 후기의 어느 가계부에는 40명의 손님을 초대한 식사에 사용된 향신료에 대한 기록이 남아 있는데, '콜롬보 뿌리가루 1파운드, 가루후추 0.5파운드, 설탕 2파운드, 사프란향 1온스, 정향과 말라게타후추 1/4파운드, 후추 1/8파운드, 갈간트 뿌리 1/8파운드, 무스카트향 1/8파운드, 월계수 1/8파운드'라고 적혀 있다. 이 기록만 보아도 후추를 비롯한 향신료를 얼마나 과도하게 사용했는지 알 수 있다.

또 다른 자료에서 보면 스코틀랜드 왕이 1194년 영국 왕 리

차드 1세를 방문했을 때 매일 2파운드(900g)의 후추와 4파운드 (1.8kg)의 계피를 제공했다고 하니 참 놀랍다. 그들은 후추를 양념으로 썼을 뿐만 아니라 여러 가지 향신료를 섞어서 끓인 다음 따라서 마셨다고 한다.

비싸기 때문에 후추가 얼마나 맛있는지 그 효용 가치와는 상관없이 그것은 권위의 상징이 되었다. 결국 후추를 비롯한 향신료는 지배계급의 신분과 지위를 나타내는 상징이었고, 권력의 표시였던 것이다. 나는 고기에 이렇게 귀한 후추를 뿌려 먹는다고 과시하고 싶은 소비 형태가 나타나게 되었고, 그 독한 후추를 과도하게 먹을 수 있었던 것은 요리에 후추를 얼마나 많이 쓰느냐가 그 주인의 사회적 지위를 말해주었던 것이다.

중세와 근대 시절 유럽의 음식은 보잘 것 없고 맛이 없었다. 음식 문화가 발달한 프랑스라 해도 기본 재료로 고기가 많이 쓰였는데, 고기의 누린내와 상한 냄새를 없애려면 필히 향신료를 넣어야 맛있는 음식이 되었다. 교통이 불편하고 냉장시설이 없었던 시대였기 때문에 소금에 절인 저장육이 주식이었고, 그 외에는 북해에서 잡은 생선을 절여 건조시킨 것 정도였기 때문에 향신료라도 사용하여 맛을 돋우지 않으면 먹기 어려웠다. 당시에는 고기요리에 많은 양의 향신료를 써서 입속이 화끈거릴 정도로 맵거나 향신료로 맛을 변형시켜 닭고기 같은 맛이 나는 곰고기 등의 요리가 인기를 끌었다.

　중세의 유럽, 이탈리아의 도시국가들이었던 베네치아나 제노바 등은 투르크를 통하여 인도나 말레이 등지에서 생산되던 후추 등의 향신료를 수입하여 서유럽으로 팔아 많은 이익을 얻고 있었다. 이러한 이유로 서유럽이나 북유럽 사람들은 향신료를 보다 저렴하게 구할 수 있는 방법이나 새로운 향신료를 구하기 위해 노력하였다.

　결국 향신료를 싸게 구하기 위하여 중계무역을 거치지 않고 직접 아시아로 항해를 나서게 된 것이다. 오늘날처럼 교통과 통신이 발달하지 않았기 때문에 항해는 말 그대로 목숨을 거는 위대한 일이었다.

콜럼버스가 가져다준 고추

유럽은 향신료를 구하기 위하여 아시아와 교역을 추진하게 된다. 흔히 '대항해 시대'라고 불리는 시대가 열린 것이다. 특히 대서양 연안의 국가들이었던 포르투갈이나 스페인에서는 보다 적극적으로 인도로 가는 항로를 찾기 위해 노력했다. 그 대표적인 인물들이 콜럼버스나 마젤란, 바스코 다가마 등이다.

게다가 마르코 폴로가 쓴 《동방견문록》 등이 출간되면서 모험가, 탐험가 들의 호기심을 자극했다.

1492년 베네치아의 상인 집안 출신인 콜럼버스는 스페인의 이사벨 여왕의 후원으로 인도로 통하는 신항로 개척을 위한 탐험을 떠나게 된다. 드디어 콜럼버스 일행은 1492년 8월 3일 '산타 마리아' 호를 타고 스페인 남녘 파로스 항을 떠났다. 콜럼버스는 아프리카 대륙을 거쳐 인도로 가는 것이 비합리적이라고 생각했고, 지구는 둥글기 때문에 유럽 대륙을 출발하면 바로 아시아로 통할 수 있을 것이라고 믿고 있었다.

1492년 10월 12일 탐험대는 오늘날 바하마 제도의 한 섬인 현재의 '쿠바'에 도착했다. 일행은 먼저 땅에 엎드려 신에게 감사를 드린 후 이 섬을 '산살바도르(San Salvador : 구세주)'로 명명했다. 이를 역사는 신대륙, 즉 아메리카 대륙의 최초 발견 시점으로 보고 있다.

당시 이 섬에 살고 있던 인디언들은 콜롬버스 일행을 '신의 사자'로 여겨 고추는 물론 고구마, 담배 등 여러 가지 선물을 콜롬버스 일행에게 바쳤다. 그리하여 콜롬버스가 향신료를 대신할 고추를 가지고 돌아온 것이다.

콜롬버스를 따라 항해했던 쟌가라는 사람은 멕시코 원주민들이 자신들의 음식에 '아지(agi)'라는 이름의 향신료를 넣어 먹는 것을 보고는 관심이 많아졌다. 그것은 바로 오늘날 우리가 먹고 있는 고추였던 것이다. 원주민들이 먹는 '아지'는 후추보다 더 맵고 빛깔이 붉은 식물이었다. 쟌가는 적은 양으로 음식의 맛을 맵게 할 수 있다는 데 무척 놀라웠고, '아지'를 유럽으로 가지고 가게 되면 금싸라기처럼 비싼 후추를 대신해 인기를 얻게 되고 큰돈을 벌 것이라고 생각했다.

'아지'는 색깔은 붉지만 맛은 후추와 같이 맵기 때문에 붉은 후추(red pepper)라고 이름을 지어 유럽으로 가지고 갔다. 이후 신대륙에서는 향신료로서 고추뿐만이 아니라 바닐라·올스파이스 같은 새로운 향신료를 발견하여 유럽으로 전파하였다. 뿐만 아니라 담배나 코코아, 토마토 등도 전해졌다.

스페인의 '아지'가 유럽에 퍼져 생긴 변종이 '피망'과 '파프리카'이다. 파프리카는 단맛이 나는 변종인데 주산지는 스페인, 헝가리, 포르투갈, 유고슬라비아, 모로코 등이고 요즘엔 미국 캘리포니아에서도 많이 재배한다.

결국 고추가 영국과 중부 유럽에 전파된 것은 15세기경이었다. 그러나 막상 유럽에 전해진 고추는 담배나 코코아, 토마토만큼 유럽 전역에서 환영받지를 못했다. 고추는 후추에 비해 너무 맵기만 했지 향이 부족했던 것이다. 또한 후추는 열매에서 간단히 가루로 분쇄하기가 쉬었는데 고추는 말려서 잘라서 가루로 만드는 것이 어려웠다. 따라서 고추는 후추처럼 큰 인기를 얻지도 못했을 뿐더러 음식에 들어가는 향신료로 자리 잡는 데 실패하고 만 것이다. 오히려 고추를 먹기보다는 열매가 열리고 색깔이 변해가는 모습이 아름다웠기 때문에 이탈리아 일부 지역에서는 관상용으로 정원에 심기도 했다.

05 인도에서 진가를 발휘한
고추

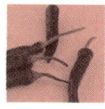인도는 인더스 문명 시절부터 끊임없이 외세의 침략을 당하며 다른 나라에 정복당해왔다. 페르시아 쪽에 있는 아리아인의 침략을 시작으로 알렉산더, 무굴제국, 포르투갈, 프랑스, 그리고 영국의 침략까지 수많은 외세의 침략을 통해 새로운 음식 문화들이 새롭게 유입되었다.

인도는 다인종의 나라일 뿐 아니라 중동 및 서양 문화의 영향을 받아서 음식도 지역과 종교에 따라서 매우 다양하고, 특히 음식은 색깔과 질감이 조화를 이룬 것이 특징이다. 인도 요리의 특징은 향신료에서 비롯된다. 향신료를 빼놓고는 인도 음식을 이야기할 수 없다. 열대 지방에 속하는 인도에는 다양한 향취의 풀과 나무가 많고, 사람들은 이 풀과 나무에서 얻은 재료로 향신료를 만들어 썼다. 그렇지만 향신료의 활용도는 지역에 따라

약간의 차이가 있다.

인도에서 사용하는 향신료는 인도말로 '마살라', 즉 스파이스라고 하는데, 마살라는 주로 식물의 열매, 씨앗, 잎, 뿌리 등으로 만든 향신료로 그 맛과 종류는 매우 다양하다. 단순한 반찬에서 고급 요리까지 인도 요리에서 이 마살라는 빼놓을 수 없다. 또한 인도 전역은 이 마살라 문화라는 공통된 성질을 갖고 있으면서도, 각 지역마다 주로 쓰는 마살라가 모두 다르다. 이 점이 바로 소스로 대변되는 프랑스 요리나 양념으로 맛을 내는 한국 요리, 그리고 자연 그대로 원재료의 맛을 소중히 하는 일본 요리 등과 큰 차이점이라고 할 수 있다.

인도 음식에 사용되는 향신료로는 월계수 잎, 고수풀 열매, 고추, 카민 열매, 계피, 카르다멈, 클로버(정향나무 열매), 호로파 씨, 박하, 겨씨, 칼피처, 셀러, 타메릿(심황뿌리), 펜넬(회향풀), 샤프란, 백리향, 칼다몬, 넛머그(육두구) 등 이루 헤아릴 수 없을 정도로 많다. 이 향신료는 음식에 사용하기도 하지만 자체적으로 한약재나 건강식품으로 쓰이기도 한다. 이 재료들을 개인의 취향에 맞게 독자적으로나 배합해서 사용하기도 한다.

인도에서 향신료가 발달한 이유는 무더운 날씨 때문이었다. 인도는 기온과 습도가 높아 음식이 잘 부패했기 때문에 이를 막는 방법으로 향신료를 사용하기 시작했다. 향신료의 사용은 단지 부패를 막는 것을 넘어 사람의 입맛을 돋우는 효과도 있다는 것을 발견하고 요리에 사용하면서 일반화되었다. 인도의 남부 지역은 향신료를 조금 덜 쓰는 편이고 북부 지역에서는 다채롭게 사용한다. 그래서 남부 음식은 순하고 부드러운 반면, 북부 음식은 강하고 독특하다. 인도의 독특한 많은 향신료는 점차 이웃나라에 전파되고 급기야는 유럽인들의 입맛을 사로잡게 되었다. 인도의 향신료 사용은 중세 유럽인들의 향신료를 찾기 위한 열정에 불을 붙여 신대륙을 발견하는 계기를 가져다주었다.

인도의 대표적인 요리인 '카레(커리)'는 인도의 더운 날씨를 잊기 위해서 먹었다. 카레는 더위가 심한 인도에서 시작된 대표적인 혼합 향신료 요리이다. 카레의 어원에도 여러 가지 설이 있는데, '향기롭고 맛있다'는 뜻으로 사용되었던 힌두어의 Turarri가 영국명인 Curry로 바뀌었다는 설 또는 '맛있다'라는 뜻의 힌두어 큐리에서 유래되었다는 설 등이 있다. 카레에 들어 있는 향신료들은 독특한 맛과 향을 내기도 하고 위장기관을 적당히 자극하므로 식욕을 돋우고 소화효소의 분비를 돕기도 한다.

그러나 정작 우리가 흔히 알고 있는 노란색의 카레는 인도에서는 찾아볼 수 없다. 카레는 향신료에 익숙지 않은 서양에서 대중적인 입맛에 맞게 믹스한 것이다. 오랫동안 인도를 지배한 영국인들은 여러 가지 향신료를 섞어 쓰는 인도 요리가 익숙지 않았다. 그래서 영국의 유명한 식품 회사에서 영국인들의 취향에 맞는 향신료만을 섞어 만들어 보급했고, 2차 세계대전 때 전 세계로 보급되었다. 카레는 영국으로 전해지면서 점차 온화한 유럽풍 조리법으로 가공되어 오늘과 같은 맛과 향을 지니게 되었다. 카레에 들어 있는 향신료들은 향과 맛을 내는 역할도 하지만 매운맛이 있어 위장기관을 적당히 자극하므로 식욕을 돋우며 소화액의 분비를 돕는 역할도 한다.

고추가 유입된 것이 유럽에서는 별로 각광을 받지 못했지만 인도에서는 달랐다. 유럽의 무역선을 타고 인도에 들어온 고추는 향신료가 발달했던 인도인들의 입맛을 사로잡았다. 조금만 넣어도 톡 쏘는 고추를 만난 인도인들은 모든 음식에 고추를 사용할 정도로 인기가 높았다. 인도에서는 고추의 매운맛에 매료되어 많은 품종이 개량되기에 이르렀다. 인도에서는 오늘날 고추 없이는 식생활이 어려울 정도로 고추가 중요한 향신식품이 되어 소비량이 많고 세계적인 생산지로 발달되었다.

06 혀가 얼얼 코가 시큰거리는
태국의 쥐똥고추

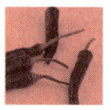
태국의 음식은 동남아시아의 중앙에 위치한 관계로 위쪽으로부터는 중국의 영향을 받아 굴 소스를 사용한 볶음요리가 많으며, 매운맛, 짠맛, 신맛, 단맛이 조화된 것이 특징이다. 채소를 깎아서 꽃이나 동물 모양을 만들어 화려하게 꾸미기도 한다.

또한 인도의 영향으로 카레를 먹을 뿐만 아니라 향신료를 다양하게 사용한다. 태국의 카레(깽)는 고추를 많이 넣은 아주 매운 레드카레와 코코넛밀크를 넣어 순한 맛이 나는 그린카레가 있다. 태국의 카레는 우리나라와 달리 마치 찌개 같은 모양이다.

태국인들의 주식은 쌀로, 안남미라고 해서 쌀알이 길쭉하고 찰기가 적어서 밥을 짓고 난 후에 쌀알들이 붙질 않는다. 그래서인지 그냥 밥만 지어서 먹기보다는 새우나 게, 돼지, 쇠고기를 넣고 볶음밥(카오 팟)으로 만들어 먹거나, 태국 카레를 얹어 먹는 경우가 많다. 태국인들은 또한 쌀로 국수(꿰떼우)도 만드는데, 이것에 육수를 부어 말아 먹거나, 여러 가지 채소와 함께 볶아 먹는다. 국물이 있는 쌀국수는 베트남 쌀국수와 비슷한데, 고춧가루, 잘게 썬 고추를 남플라(Nampla : 발효시킨 액젓을 소금과 조미료 대용으로 사용함)에 잰 것 등 여러 가지 소스와 양념을 추가해서 입맛에 맞추어 먹는다.

태국 음식 맛의 비밀은 풍부한 향신료와 소스에 있다고 해도 과언이 아니다. 태국 음식은 무슨 음식이든 재료를 넣고 팬에 볶은 다음 소스와 향신료를 넣고 비비는 요리법을 쓰기 때문에 까다로운 요리법이 없다. 조리법이 이렇게 간단하다 보니 음식의 서로 다른 맛을 내기 위해서는 수백 가지에 이르는 소스와 향신료에 의존한다. 똑같은 재료를 가지고 똑같은 조리법으로 음식을 만들어도 맛을 보면 완전히 다른 음식인 것도 이런 수백 가지의 소스 덕분이다.

태국은 1년 내내 무더운 나라로 계절의 차이가 거의 없다. 다른 동남아시아 나라들과 마찬가지로 더위를 이기기 위한 음식 문화가 발달했다. 그래서 태국 음식은 자극적인 맛과 열량을 많이 내는 쪽으로 진화했다. 더위에 지친 민족일수록 싱겁고 순한 음식은 별 맛을 못 느끼기 때문이다. 맵고 짜고 시고 단 자극적인 맛들이 모여 조화를 이루는 게 태국 음식의 가장 큰 특징이다.

태국 음식의 맛을 좌우하는 향신료와 소스는 맛은 물론 음식의 보관을 위해 중요한 역할을 해왔다. 태국 음식의 독특한 향은 허브의 레몬 글라스나 민트, 라임 이파리 등과 마늘, 생강, 고수(코리앤더), 그리고 자극적인 칠리와 고추 등이 만든다.

태국에 고추가 들어온 경로는 정확하지 않지만 인도의 영향을 받아 카레가 만들어짐에 따라 인도를 통해서 고추가 유입된 것으로 추측할 수 있다. 태국에는 여러 가지 고추가 있는데 그 중에서도 태국 사람들에게 가장 인기가 많은 고추는 쥐똥과 같이 작다는 의미에서 프릭키누(쥐똥고추)이다. 태국 사람들은 대부분의 요리에 고춧가루를 듬뿍 뿌려 먹는다. 고추를 이용해 각종 인스턴트 음식을 만들어 팔 정도로 태국에서는 고추가 기본적인 밑반찬이었다. 태국의 매운 고추인 프릭키누는 작은 고추 열매들이 하늘을 향해 자라다 성숙할수록 고개를 숙이며 자란다. 프릭키누 고추는 우리나라의 청양고추보다 10배 정도 맵다.

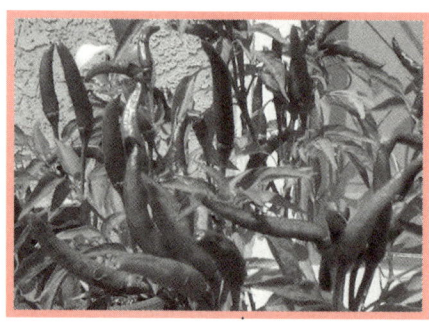

● 프릭키누 고추

중국의 대표적인 맛을 만든 고추

인도에 전파된 고추는 동남아시아를 그냥 지나치고 17세기경 중국으로 전파되었다. 중국에서도 고추는 유럽처럼 매운맛이 너무 강해 중국인 전체에게 인기를 얻은 것이 아니라 일부 지역에서만 새로운 향신료로서 어느 정도 대접을 받았다.

인도에서 처음으로 고추가 유입된 곳은 중국의 창강(長江) 하구였다. 그러나 매운맛에 익숙지 않았던 지금의 창강 하구 지역 주민들에게 별 인기를 얻지 못했다. 창강은 내륙의 충칭(重慶)까지 이어주는 중요한 교통로였다. 이 교통로를 따라서 고추도 이동했고, 마침내 환영을 받은 첫 번째 도착지가 바로 우한(武漢)이었다. 고추는 강물로 인해 늘 습윤한 분지 지역인 우한에서부터 서쪽으로 점을 찍어가면서 정착지를 만들어갔다. 그것이 충칭을 넘어 청두(成都), 윈난(雲南)과 구이저우(貴州)를 거쳐서 광시(廣西)까지 전해졌다.

사천 요리는 사천성의 중심지인 청두를 중심으로 발달했으며 사천 지역은 내륙에 위치한 분지로 바다와 멀고 여름에는 무덥고 겨울에는 아주 추운 기후를 가지고 있다. 따라서 사천 사람들은 성격이 강직하고 진취적이며 악천후를 이겨내기 위해 요리 방법들에 관심을 갖게 되었다. 이런 기후 탓에 음식물을 오랫동안 보전하고, 음식의 맛을 자극적이어야 했기 때문에 고추가 인기를 얻게 된 것이다.

사천 요리는 고추뿐만이 아니라 후추, 날 생강, 마늘 등과 같은 향신료를 많이 사용하여 대부분의 음식이 맵다. 맵지 않을 경우에는 신 음식을 즐기며 소금절임, 건조물 등 저장식품의 사용이 많다.

사천 요리의 음식 재료는 산이나 들에서 나는 채소와 가축 및 강에서 잡은 어패류 등을 재료로 사용하였으며, 요리 방식은 샤오챠오(小炒 : 짧은 시간에 익히는 방법)와 건편(재료를 볶아서 말리는 방법), 깐샤오(乾燒 : 조림), 파오(泡 : 데치기), 회(전골) 등이 있다.

사천 요리의 가장 대표적인 것으로는 얼얼하고 매운맛으로서 콩사귀, 사천 소금, 마른 붉은 고추, 고춧가루, 간장술 등으로 조합한 것인데, 얼얼하고 맵고 짜고 신선하다. 후난 사람도 매운 것을 좋아한다고 한다. 심지어 후난 출신인 마오쩌둥이 "고추를 먹지 못하면 혁명도 못 한다"고 했을 정도로 후난 출신들은 고추를 좋아한다고 한다. 그러나 사천 사람들은 한국인처럼 고추를 통째로 먹지도 않으며, 고춧가루를 사용해 음식을 조리하는 경우도 드물다. 고추는 오로지 고추기름과 같이 매운맛을 내는 소스로만 쓰인다.

사천에서 요즘 인기 있는 음식으로는 '마라탕(麻辣)' 혹은 '마라샹궈(麻辣香鍋)'란 것이 있는데 충칭 사람들이 즐겨 먹는 '훠궈(火鍋)'의 일종이다. 보통 큰 솥에 태극 모양으로 중간을 갈라서 한 곳은 맵지 않은 닭 국물을, 다른 한 곳은 아주 매운 돼지고기 국물을 담아 낸다. 그러면 손님들은 마치 일본식 샤브샤브처럼 자신이 좋아하는 각종 고기와 해산물, 채소 등을 주문해 뜨거운 국물에 넣어 익혀서 먹는다. 마라탕은 요리에 온통 마른 고추가 덮여 있으며, 냄비 바닥에는 온통 산초(山椒)와 후추 알맹이가 가득하다.

이렇게 매운 음식이 요즘에는 베이징에서도 잘 팔리고 있다. 아마도 외식을 자주 하는 베이징의 중하계층 사람들에게는 너무 고급이라서 부담스러운 광둥 음식보다는 입맛을 자극하고 가격도 싼 사천 음식이 알맞기 때문이라는 생각이 든다.

08 조용히 자리 잡은
일본의 매운맛

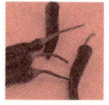
우리의 역사 문헌을 보면 원래 고추는 일본을 통해서 우리나라에 들어왔다고 한다. 그러나 재미있는 것은 일본의 혼슈에서는 고추가 조선에서 온 것이라고 믿었다는 사실이다.

1709년에 편찬된 일본의 《대화본초(大和本草)》라는 책을 보면, '옛날에 일본에는 고추가 없었는데, 도요토미 히데요시가 임진왜란을 일으켜 조선을 칠 때 조선에서 종자를 가져왔다. 그래서 그 이름을 고려호초(高麗胡椒)라 부른다' 는 구절이 나온다.

일본에서 1713년에 출간된 《화한삼제도회(和漢三才圖會)》에는 '고추는 남방의 야만인들이 1596~1614년 담배와 함께 가져왔고, 중국에는 명나라 말엽(1600년)에 비로소 도입되었다' 라고 기술되어 있다. 《일화 일언(一話一言)》에서는 '수박을 먹고 복통이나 토사를 만나면 고추를 썰어서 달여 먹으면 바로 해독되는데 이것은 조선의 통신사에게서 배운 것이다'라는 기록도 남아 있다.

그러나 일본의 고추는 이미 임진왜란 당시에 포르투갈에서 조총을 수입했고 네덜란드와 교류를 하고 있었다. 조선의 문헌에는 포르투갈의 무역선이 1543년 일본 규슈의 나가사키에 고추와 담배를 내려놓았다는 기록이 있다.

그러나 일본의 규슈 지역에서는 고추의 매운맛이 별로 인기를 누리지 못했다. 후에 규슈는 매운맛에 길들여지지 못해 매운맛이 없는 '나나미(七味) 고추'를 개발했다. '나나미 고추'는 맵지 않아 미국에서도 사 먹는다. 고추를 실은 배는 곧장 쓰시마로 갔으나 거기서도 정착에 실패했다. 고추는 쓰시마 사신들의 배에 실려 지금의 부산 동래에 도착하게 된 것이다. 결국 고추는 조선 동래에서부터 전국으로 퍼지게 된 것이고, 조선을 침략하던 왜군들은 조선에서 고추를 발견하고 일본으로 다시 가져간 것일 수 있다.

당시 일본은 각 지역별로 나누어져 지방분권적으로 통치가 이루어졌기 때문에 규슈 지방에서 수입한 고추에 대해서는 당연히 모를 수밖에 없었던 시대적인 상황이 있었기 때문이다. 일본은 한참을 지나서야 고추가 남쪽에서 들어온 '번초(蕃椒)'임을 알게 되지만, 그래도 오늘날까지 일본인들은 중국과 조선을 상징하는 '토(唐)'를 붙여서 고추를 '토가라시(唐辛子)'라고 부른다.

일본에 다시 상륙한 고추는 에도시대인 1814년에 나온 《진총담(塵塚談)》이란 책에 기록이 나타나 있다. 기록을 보면 '번초(蕃椒)는 이빨을 훼손하는 독이 있어 즐겨 먹는 사람들은 장년이 되면 치아가 약해지고, 심하면 치아가 빠져서 음식을 먹을 수도 없게 된다'고 적혀 있다. 따라서 당시 에도 사람들이 고추를 즐겨 먹었다는 사실을 확인할 수 있다.

우리나라에 고추가 들어오게 된 경로를 보면 일본인들이 임진왜란을 전후해서 전파했다는 기록이 유력하다. 그러나 정작 일본은 먹지 않고 우리나라에 전파했다가 우리가 즐겨 먹는 것을 보고 다시 일본 사람들의 식탁에 올리게 된 것이다. 그러나 우리가 매운 음식을 좋아하는 데 비해 일본 음식들은 하나같이 양념이 거의 되어 있지 않고 고춧가루나 고추가 들어간 요리는 없다.

그렇다면 일본은 전혀 고추를 먹지 않는 것일까? 당연히 일본에서도 고추를 먹고 있다. 우리처럼 고춧가루를 요리의 주재료로 사용하지는 않지만 향신료나 조미료로 사용하고 있다. 따라서 일본인들은 음식의 색이 빨개질 정도로 고추를 많이 넣은 음식은 만들지 않는다.

　일본에서 고추는 주로 향신료나 조미료로 사용하기 위해 고춧가루로 만들어 활용한다. 일본의 모든 분식집이나 고급 일식집, 일본식 우동을 판매하는 식당의 식탁 위에는 거의 대부분 '시치미토가라시(七味唐辛子)'라고 부르는 양념통이 놓여 있다. 이것은 우동이나 소바를 먹을 때나 조금 매운 양념을 가미하고 싶을 때 뿌려 먹는 향신료의 일종이다. 그중 고춧가루만 들어 있는 것은 '이치미토우가라시(一味唐辛子)'라고 부른다.

　'시치미토가라시'를 줄여 '시치미'라고 부르는데 이미 17세기 초반에 만들어졌다. 시치미토가라시는 7가지 향신료가 내는 7가지 맛을 의미하는 것으로 고추, 후추, 산초, 겨자, 채종(菜種), 마(麻) 열매, 진피(陳皮) 등 7가지 향신료를 말려 가루를 낸 것이기 때문에 이런 이름이 붙었다. 일본에서는 맛을 7가지로 분류하여 단맛, 매운맛, 신맛, 짠맛, 쓴맛, 떫은 맛, 맛있는 맛 등으로 분류하여 시치미는 이 7가지 맛을 다 준다는 의미로 붙인 것이다.

　사실 시치미는 오사카 사람들이 주로 쓰는 말이고, 도쿄 사람들은 7가지 색깔이라 하여 '나나이루토가라시(七色唐辛子)'라고 부른다. 시치미는 일본의 우동가게, 덮밥집 등에서 빠질 수 없는 양념이다. 일본의 웬만한 슈퍼마켓에 가보아도 이를 줄여 '시치미'라고 부르는 향신료가 후춧가루와 함께 향신료 코너의

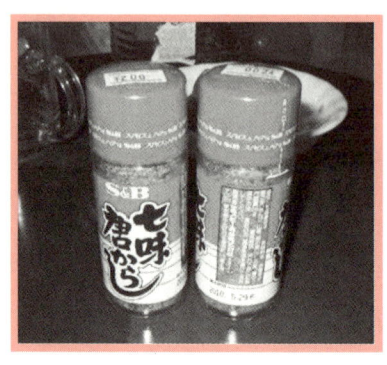
● 시치미토가라시

한쪽에 어엿하게 자리를 차지하고 있다. 일본 사람들은 겨울에 뜨거운 우동 국물에 파와 시치미를 넣어서 먹으면 그 맛의 절묘한 조합으로 온몸에 열기가 난다고 믿는 사람들이 많다.

일본에서 시치미와 함께 유명한 조미료는 '와사비(山葵)'다. 와사비도 매운맛을 내는 것으로 유명하며, 10세기 초반에 나온 《본초화명(本草和名)》이나 《왜명유취초(倭名類聚抄)》 같은 일본 책에 이미 등장하는 것으로 보아 역사가 오래되었다. 와사비는 고추냉이의 뿌리를 갈아서 만든 것으로, 일본인들의 표현을 빌리면 와사비를 먹으면 콧구멍이 뚫리는 경험을 하게 된다고 한다.

일본인들은 주로 와사비를 사시미(刺身)나 스시(생선초밥)를 먹을 때 사용한다. 사시미 먹을 때 와사비를 사용한 이유는 바로 와사비의 매운맛이 순간적으로 비린내를 없애주기 때문이다. 부연할 필요도 없이 스시(생선초밥)에도 와사비가 들어간다. 와사비를 사시미나 스시의 향신료로 본격 사용한 때는 19세기 초반으로 알려져 있다.

조선 후기에 해당하는 에도 시대에 도시 상가에서 상인이나 신사 참배객을 위해서 만든 일종의 패스트푸드였다. 지금은 사시미나 스시를 신선한 활어를 이용해서 만들기에 와사비가 크게 필요 없지만 당시에는 냉장시설이 없었기 때문에 삭힌 생선과 밥을 결합시켰기 때문에 생선의 비린내가 매우 강했다. 결국 역한 비린내를 없애는 데 결정적인 역할을 할 향신료가 필요했는데 그것이 바로 와사비였던 것이다.

일본인들은 와사비를 먹으면 순간적으로 숨을 쉬지 못할 정도로 맵다고 느끼면서 동시에 상쾌함도 느낀다고 한다. 결국 와사비를 시치미보다 더 즐겨 먹는 일본에서는 생선을 먹는 식습관과 매운맛을 내주는 와사비가 있기 때문에 고추를 많이 먹지 않게 된 것이다.

현재 일본은 모든 식자재를 되도록 자연 그대로 먹는 습관을 가지고 있기 때문에 어느 나라에 비해도 향신료를 거의 쓰지 않는 나라이기도 하다. 그러나 점차 고추의 매운맛을 본 일본 사람들은 점점 매운맛에 대한 중독이 강해져 매운 요리를 파는 음식점이 늘어가고 있다.

일본은 현재 연간 5000톤 이상의 고추를 외국에서 수입한다. 그런데 이 가운데는 한국산 고추보다 중국산이나 남미산이 더 많다. 일본이 수입하는 고추는 핫소스를 만드는 데 사용된다. 심지어 각종 과자나 면류에도 고추가 들어간다. 우리나라의 김치를 좋아하며 농심의 신라면을 즐겨 먹고 있다. 김치맛 낫토도 결국 고추 국물을 넣은 것에 지나지 않는다.

학자들의 연구에 의하면 우리나라 고추는 비타민 C가 풍부해서 일본산 고추보다 훨씬 영양가가 높다고 한다. 뿐만 아니라 우리 고추에서는 단맛과 감칠맛이 더 나는데 성분을 분석한 결과 우리 고추가 일본 고추보다 당분과 아미노산이 풍부하게 들어 있다고 한다. 우리 고추는 매운맛과 단맛이 잘 섞여 있어 잘 조화된 좋은 맛이 나는 것이다. 또한 일본에선 어깨 결림에 좋다고 목욕물에 고추를 10~20개 정도 주머니에 넣어 띄우고 목욕을 하기도 하는데, 물론 이때 목욕물이 눈에 들어가지 않도록 해야 한다.

이제 '고추 문명권'에 들어간 일본의 식품업체들은 매운맛을 판매 전략으로 활용하고, 한국 음식은 매운맛을 선전하는 도구로 이용되는 것이다. 한류(韓流)로 각종 한국 음식이 인기를 끌고 있으며, 한국 음식은 이제 매운맛의 상징으로 인식되고 있다.

한국 밥상의 혁명을 가져온
고추

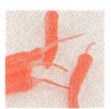 한국 사람들이 고추를 먹기 시작한 것은 그리 오래되지 않았다. 1614년(광해군 6년) 이수광이 저술한 《지봉유설(芝峰類說)》에 고추를 가리키는 남만초의 기록이 있고, 속칭 왜겨자(倭芥子)라고도 불렀다. 아마도 우리나라에 고추가 도입된 시기는 임진왜란 이전으로 추정된다. 그 후 1710년 숙종 36년에 중국에서 도입된 기록이 있다.

고추가 한국에 들어온 내력에는 임진왜란 때 왜군이 조선 사람을 독한 고추로 독살하려고 가져왔으나 이로 인하여 오히려 한민족이 고추를 즐기게 되었다는 설도 있다. 그러나 재미있는 것은 1850년대에 이재위(李裁威)가 저술한 《몽유(蒙牖)》에는 고추가 북호(北胡)에서 들어왔다고 되어 있다. 그러나 고추가 중국에 전파된 것은 17세기경이고 일본에 도입된 것은 1543년이기

때문에 우리나라의 고추는 일본에서 유입된 것이 맞는다고 볼 수 있다.

1715년에 발간된 《산림경제》에 고추 재배법이 나오는 것으로 볼 때, 18세기 초에는 우리나라에서도 실제 고추를 재배해 먹었다고 생각된다. 1800년대 이후 기록에는 고춧가루와 고추를 썰어 넣어서 김치를 만드는 데에도 사용했다는 기록이 나타나기 시작한다.

우리나라에 도착한 고추는 이미 사람들이 마늘이나 산초(山椒) 같은 매운맛을 즐기고 있었기 때문에 고추가 입맛을 자극하기에 충분했다. 고추는 담배와 거의 같은 시기에 들어온 것으로 보이며 한국인의 식생활에 커다란 영향을 주었다.

우리가 고추에 대한 선호도가 높았던 것은 우리 음식의 특징 중에 하나가 저장음식이 많았던 것인데, 고추는 이러한 저장음식을 오랫동안 보전할 수 있도록 해주었기 때문이다.

고추가 들어오기 전까지 우리 음식의 대표 격인 궁중요리에 쓰이는 양념이라고는 파, 마늘, 깨, 소금, 간장, 된장이 대표적인 것이었다. 이러한 양념으로 요리를 하면 밥상의 색깔은 야채를 생으로 사용하면 온통 푸르고, 불을 쓰는 요리를 하면 색깔은 허옇거나 갈색이었다. 한마디로 밋밋한 색깔이라 식욕을 돋우지는 못했다. 맛은 간장이나 소금, 된장으로 간을 하기 때문에 단지 짜거나 구수한 맛 밖에는 없었다.

그러나 고추의 도입은 고추 자체를 요리에 직접 사용할 수도 있지만, 고춧가루를 내어 고명이나 양념으로 쓰기도 했으며, 고추장으로 만들어 우리 식탁의 색깔을 강한 빨간색으로 물들일 수 있게 되었다. 뿐만 아니라 고추의 사용은 단지 색깔만 빨갛게 만든 것이 아니라 맛에서도 칼칼한 맛, 매운맛, 얼큰한 맛, 시원한 맛 등 다양한 맛을 내게 되었다.

고추는 비록 일본에서 들어왔지만 금방 한국인의 입맛을 사로잡게 되어 한국인의 밥상에서 고추 없는 밥상은 생각할 수도 없게 만들었다. 현재 한국인들의 고추 소비량은 세계 최고라고 해도 될 정도라고 한다. 이처럼 고추에 강한 애착은 소주에 타 마시다가 죽은 사람도 생겼고, 관상용으로 심는 사람도 생겼다.

한국인의 입맛을 사로잡은 고추는 우리나라에 들어와 다른 나라의 고추 품종에 비해 색소가 2배 정도 강하며, 단맛이 강한 우리의 품종으로 개량되어 지금은 그 종류만 약 100여 종에 이르게 되었다.

✓ 고추장과 비슷한 외국의 조미료

고추장과 맛이 비슷하며, 우리나라와 일본에는 두반장으로 불리는 소스가 있다. 우리가 중국집에서 흔히 맛볼 수 있는 마파두부의 소스가 바로 이 두반장인데, 매운 음식으로 유명한 사천 요리에서는 굴 소스와 더불어 가장 많이 사용되는 향신료다. 대두와 잠두(누에콩)를 함께 발효시킨 일종의 된장으로 1차 발효 후에 마른 매운 고추를 넣어 다시 발효시킨 것으로 한국의 고추장은 입자가 고운데 반해 두반장은 잘린 콩 조각, 고추씨, 큰 고춧가루 입자 등이 보인다.

일본에는 고추장이나 두반장과 같은 장류는 없으며 고추냉이(와사비) 정도가 매운맛을 내는 소스라 할 수 있겠으나 생선회나 초밥 등 그 활용이 제한적이다.

이처럼 다른 어떤 나라의 향신료보다도 절묘한 맛과 효능을 자랑하는 고추장은 작년 한 해 38개국에 6,230천 불을 수출했으며, 머지않아 한국의 식탁뿐 아니라 전 세계인의 식탁에 빠지는 않는 단골손님으로 등장할 것으로 기대된다.

Part 2

왜 한국인은 고추에
열광하는가?

한국인의
열정을 만들다

　한국인은 '고추 없이는 못 산다'고 해도 과언이 아니다. 밥상에 오른 반찬이 어디 붉지 않은 것이 있는가? 배추김치를 비롯해 깍두기, 나물에도 온통 고춧가루 범벅이다. 어디 그뿐인가, 내장탕에 고추씨 기름을 넣어서 고추장아찌와 먹으면 아주 맛이 좋다. 풋고추, 가을 끝 고추, 고춧잎은 물론이고 햇볕에 말린 고춧가루로는 김장을 한다.

　고추가 한국에 상륙한 지 400년이 지났다. 전쟁으로 인해 피폐하고 연간 국민소득이 100달러가 안 되는 농업국가였던 한국은 1960년대 이후 고도의 경제 성장을 이룩했다. 그동안 은둔의 선비와 같던 우리의 민족성은 '빨리 빨리'를 외치면서 새롭게 거듭나 세계 경제 순위 12위 국가가 된 것이다.

　이처럼 우리나라가 국제 무대에서 선진국들과 어깨를 나란히

할 수 있었던 데에는 한국인의 근면성과 열정이 한몫을 했다. 2002년 월드컵에서도 온 국민은 하나가 되어 도로를 가득 메웠고, 많은 국민들이 뜻을 모아 참여한 촛불집회는 세계의 이목을 집중시켰다. 2008년 베이징 올림픽에서도 한국인은 환희와 눈물로 한마음이 되었고 역대 최고의 성적을 기록하며 뜨거운 여름을 보냈다.

400년 사이에 괄목할 만한 근면성과 열정을 갖추게 된 동기는 고추의 힘이 아닌가 한다. 고추는 임진왜란 때 일본에서 들여온 이후 점점 더 맵게 먹게 되었는데, 이제는 매끼 식사 때마다 김치가 없으면 밥을 먹지 못할 정도로 한국인의 매운맛 사랑은 유별나다.

오래전 이민을 가서 미국 생활에 익숙해진 방송인 J씨도 기운이 없고 입맛도 없을 때에는 밥에 고추장과 참기름을 넣어 쓱쓱 비벼 먹으면 식욕이 돌고 기운이 난다고 한다. 또한 고추장을 먹을 때마다 비로소 한국인이라는 사실을 깨닫게 되어 고추장에 대한 고마움을 절실하게 느끼고 있다고 한다.

세계 오지를 많이 여행했던 H씨도 항상 여행을 떠날 때마다 아무리 배낭이 무거워서 다른 것은 못 챙겨도 고추장 한 병은 꼭 챙긴다고 한다. 힘이 들 때나 입맛을 잃었을 때 찬밥에 비벼 먹는 고추장은 꿀맛 같을 뿐만 아니라 원기를 회복하는 데 그만이라는 것이다. 결국 그가 배낭을 짊어지고 세상에 우뚝 설 수 있었던 힘의 근원은 바로 고추장의 매운맛이라고 볼 수 있다.

건강을 체크하는 일본의 한 연예오락 프로그램에 한국 개그우먼 J씨가 등장한 적이 있다. 도쿄의 한국 식당에서 촬영된 이 프로그램에서 그는 스트레스를 해소하는 비법이 무엇이냐는 질문에 "매운 한국 음식이 나의 에너지원"이라고 답했다. 또한 그가 한국 식당에서 먹은 음식들은 온통 붉은색이었다. 그럼에도 그는 이미 끓여서 빨개진 김치찌개가 덜 맵다며 김치찌개에 고춧가루를 듬뿍 넣어 맛있게 먹었다. 그것을 본 일본인들은 머리를 설레설레 내둘렀다. 어떻게 저렇게 매운 음식을 먹을 수 있는 것인지, 맛있다고 할 수 있는 것인지 쉽게 이해 되지 않았기 때문이다.

영화배우 C씨가 등장하는 고추장 광고에서는 외국에서 느끼한 음식들을 먹으며 애타게 고추장을 찾는 모습이 나온다. 필자는 그 광고를 보면서 외국에 나가 있는 한국인의 입맛을 너무나 잘 표현하고 있다고 여러 번 생각했다.

실제로 한국인이 해외여행이나 유학을 가면서 제일 먼저 챙기는 먹거리는 무엇일까? 김치, 라면, 김 등 기호에 따라 조금씩은 다르겠지만, 고추장을 챙기지 않는 사람은 아마 없을 것이다. 해외여행 갈 때에도 고추장은 필수품처럼 챙겨 가 음식이 입맛에 맞지 않을 때 밥에 고추장을 넣어 쓱쓱 비벼서 먹었던 적이 누구나 한 번쯤은 있을 것이다.

  이처럼 고추는 기름진 끝 맛을 개운하게 가셔주고 지친 입맛을 금세 되찾게 해주니 여러모로 요긴하게 늘 곁에 두고 싶은 고마운 음식이 아닐 수 없다. 게다가 고추가 들어간 매운 요리는 땀을 내게 해 혈액순환을 도울 뿐만 아니라 피곤하거나 긴장감이 느껴질 때에도 나른한 몸에 활력을 주고 스트레스를 풀어주는 효과가 있다. 고추가 주는 활력과 효과가 한국인의 열정을 만든 것인지도 모르겠다.

매운맛 없이는 못 사는 한국인

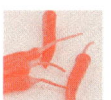 한국인들의 고추사랑은 유별나다. 우리의 밥상에는 고추를 사용한 요리나 반찬이 두세 가지 이상 올라온다. 대부분의 소문난 맛집은 고춧가루와 고추기름을 넣어 만든 매운 음식으로 유명하며, 심지어는 눈물을 흘리면서까지 먹어야 할 만큼 매운맛을 선보여 사람들의 발길이 끊이지 않는다.

요즘에는 '매운맛'을 선호하는 사람들이 많아져 볶는 요리, 찜 요리, 탕 요리 등을 점점 맵게 먹는 추세이다. 그래서 낙지볶음, 불닭, 불떡볶이 등이 인기를 얻었다. 실제로 보건복지가족부의 발표에 따르면, 우리나라 고추 소비량이 몇 년 전보다 약 3배나 더 증가했다고 한다.

우리나라 사람들은 왜 점점 더 매운맛을 좋아할까? 그 원인은 매운 것을 맛으로 먹는 것이 아니라, 감각으로 먹는다는 사실에서 찾아야만 빨리 알 수 있다. 사실 매운맛은 맛이 아니라 피부의 감각을 자극하는 통증이다. 따라서 매운 음식을 먹으면 먹을수록 매운맛에 대한 내성 또한 점점 증가한다는 것이다. 매운맛은 이상하게도 먹을수록 자극적이고 내성이 생겨, 먹다가 탈이 나도 또다시 매운 음식을 찾게 한다.

다른 나라에서는 찾아보기 힘든 우리나라 사람들만의 특이한 현상이 있다. 목욕탕의 뜨거운 물에 들어가서도 분명 뜨거운 데도 불구하고, "시원하다"라고 말하고, 땀을 뻘뻘 흘리면서 매운 음식을 먹은 후에도 "개운하다", "시원하다"라고 말하는 것이다. 어찌 보면 뜨거울수록, 매울수록 다른 나라 사람들은 느끼지 못하는 복합적 감정을 느끼는 특이한 그 무엇이 우리에게 있는 모양이다.

한 연구에 의하면 사람들이 매운 음식을 먹게 되면 뇌에서 엔돌핀(endorphin)이 분비되는데, 이것은 마치 니코틴 중독과 흡사한 원리로 통증을 느끼면서 심리적 쾌감을 느끼게 한다고 한다. 결국 사람들은 매운맛을 맛볼수록 속은 좋지 않아도 몸으로는 쾌감을 느껴서 더욱 매운맛을 좋아하게 되는 것이다.

재미있는 사실은 고추장을 제일 많이 먹는 때가 주로 더운 여름철이라는 것이다. 고추장을 제조·판매하는 모 회사의 조사에 따르면 사람들은 더운 여름철일수록 고추장을 넣어서 먹는 비빔밥이나 냉면을 많이 찾는다고 한다. 특히 휴가철에는 고추장의 판매량이 60%가량 늘어난다고 하니 우리나라 사람들이 여름에 고추장을 얼마나 즐겨먹는지 알 수 있다.

    우리나라만 매운 음식을 좋아하는 것이 아니다. 대체로 추운 지역보다는 더운 지역의 사람들이 매운 음식을 더 좋아한다. 따라서 매운 음식은 추운 지역 사람들보다는 더운 지역 사람들이 즐겨 먹는 음식인 것이다.

    하지만 우리나라의 김치가 세계 여러 나라에까지 수출되어 사랑받고 있는 것을 보면 이제 매운맛은 나라와 민족을 넘어선 세계적인 현상인 듯하다.

03 우리의 전통문화에 녹아 있는 붉은 상징

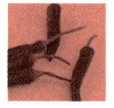우리나라에는 전통적으로 고추와 관계된 재미있는 풍습들이 많다. 선조들은 붉게 익은 고추를 태양이나 불로 생각하는 경향이 있었다. 따라서 붉은 고추를 요사스러운 귀신을 물리치는 금줄에 엮거나 영물로 종종 사용하곤 하였다.

금줄은 아기를 낳았을 때 대문에 내거는 것을 비롯해 장을 담거나 잡병을 쫓고자 할 때, 마을의 공동제사를 지낼 때 사용했다. 정초나 대보름에는 마을을 지키는 동신에게, 제사를 지낼 때는 제관집을 비롯해 마을 입구, 동제당 근처에 금줄을 치고 황토를 뿌려 잡귀들의 접근을 막았다.

금줄은 사용되는 목적에 따라서 왼새끼줄을 꼬아서 사이사이에 한지, 고추, 숯, 생솔가지 등을 끼워서 치게 된다. 왼새끼는 귀신들이 왼쪽을 싫어한다는 속신(俗信)에 따른 것이다. 그래서

부정을 배제하고 신성한 장소를 표시하고자 할 때에는 반드시 왼새끼줄을 주위에 둘러쳤다. 아이를 낳았을 때는 산모와 신생아를 보호하는 수단으로서 금줄을 문 앞에 매달았다. 아들인 경우에는 금줄 중간 중간에 생솔가지와 숯, 그리고 붉은 고추를 끼우고, 딸인 경우에는 생솔가지와 숯, 종이를 끼워 금줄을 만들었다. 고추의 생식기가 남아의 생식기와 비슷하므로 고추가 남아를 상징하는 것으로 보았기 때문이다.

선조들은 붉은 고추의 밝은 색이 귀신을 쫓는 효험이 있고 그 맛 또한 매워서 나쁜 기운을 쫓을 수 있다고 생각했다. 실제로 민간에서는 장을 담근 뒤에도 새끼에 빨간 고추와 숯을 꿴 금줄을 쳐서 장맛을 나쁘게 하는 잡귀를 물리치는 데 사용했다.

또한 고추 특유의 매운맛을 고된 인생살이나 며느리의 고된 시집살이에 비유하기도 했다. 경북의 일부 지방에서는 고된 시집살이를 하는 처자들의 처지를 이렇게 표현하는 민요가락도 있다.

"시집살이 개집살이, 앞밭에는 당추 심고, 뒷밭에는 고추 심어, 고추 당추 맵다 해도, 시집살이 더 맵더라."

이처럼 고추의 역사는 400년밖에 되지 않았지만 우리의 삶 속에 깊이 녹아들어 먹는 향신료로서만 쓰인 것이 아니라 중요한 문화 원형으로 작용하고 있다.

 ## 04 한국의 명품 김치를 만드는
일등 공신

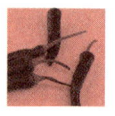 김치의 기원은 삼국시대까지 거슬러 올라가야 할 만큼 오래 되었다. 본래부터 쌀과 채소가 주식인 우리 민족은 봄, 여름, 가을에는 채소를 즐겨 먹을 수 있었지만 겨울에는 좀처럼 먹기가 힘들었다. 겨울에는 채소가 생산되지 않았을 뿐만 아니라 저장 또한 어려웠기 때문이다. 그래서 우리 선조들은 채소를 겨우내 먹을 수 있는 방법을 연구했다.

채소를 장기간 저장하는 방법은 채소를 건조시키거나 절이는 것이었다. 그러나 채소를 건조시키면, 요리했을 때 본래의 맛을 잃게 될 뿐만 아니라 영양소의 손실을 가져온다. 또한 채소를 소금에 절이면, 오래 저장할 수 있지만 소금의 삼투압 작용으로 수분을 빼앗겨 미생물이 자라지 못해 맛이 떨어진다. 따라서 건조 처리나 소금 절임 등 남다른 슬기를 동원할 수밖에 없었는

데, 염장에서 생산되는 소금으로 배추를 절이게 된 것이 점차 발전하여 오늘날의 김치가 되었다.

　초창기의 김치는 백김치가 주를 이루었으며, 만드는 방법도 다양하지 않았다. 오늘날처럼 고춧가루가 들어간 붉은 김치는 18세기에 고추가 상용화되기 시작하면서 나타났다. 고추가 들어오면서 김치의 맛과 모양이 다양해지기 시작했고 오늘날 김치는 세계인의 입맛을 사로잡을 수 있었다.

　김치는 역사가 긴 만큼 종류나 맛도 매우 다양하다. 김치는 크게 김장김치, 계절별 김치, 지역별 김치로 나뉜다. 김장김치는 깍두기와 겉절이 등이 있다. 그리고 지역별 김치로는 경기도의 씀바귀김치, 연꽃 동치미 등이 있고, 강원도에는 고기 식혜, 생선 식혜 등이 있다. 또 충청도에는 돌나물김치, 양파김치가 있고 경상도에는 부추김치, 전라도에는 백김치나 동치미 등 고추가 들어가지 않은 맵지 않은 김치가 많다. 제주도에는 동지김치가 있다.

　김치의 맛은 지역에 따라서 다르다. 기후에 따라 젓갈도 다르고 양념도 달라지기 때문이다. 예를 들어, 북부지방은 기온이 낮아 김치의 간을 싱겁게 하고, 양념도 담백하게 한다. 그 예로는 동치미, 백김치, 보쌈김치 등이 있다. 남부지방은 기온이 높기 때문에 소금과 젓갈을 많이 쓴다. 젓갈의 비린내를 없애기 위해 고춧가루 등의 양념을 많이 써서 매운맛이 강하다. 그 예로는 배추김치, 오이소박이, 부추김치 등이 있다. 해안 지역은 그 지방에서 나는 해산물로 젓갈과 양념을 만들고 평야나 산간 지역에서는 그 지역에서 나는 농산물로 무, 배추 등의 재료를 쓰기 때문에 김치의 맛은 지역마다 차이가 난다.

세계인들은 김치가 채소와 어패류를 묽은 농도의 소금에 절여 자가효소(自家酵素) 작용과 호염성 세균(好鹽性 細菌)의 발효 작용으로 인해 아미노산과 젖산을 생산하는 숙성 현상을 이용한 맛 좋은 발효식품이라는 점에 감탄하고 있다. 무엇보다 김치가 다른 나라의 저장식품에 비해 더욱 높게 평가받는 점은 채소를 절인 후에 갖가지 향신료와 양념, 젓갈을 혼합하고 특히 고추로 색깔과 맛을 가미하는 것이다. 다시 말해 김치는 세계 어느 나라에도 찾아볼 수 없는 우수한 발효식품이라고 할 수 있다.

식탁을 화려하게 만드는 마술사

우리나라에 고추가 들어오면서 단조로웠던 우리 식탁이 화려하게 변신하였다. 우리의 조리법은 주로 찌거나 끓이거나 데치는 것인데 그러다 보니 음식 고유의 색을 상실하기가 쉬웠다. 그러나 고춧가루가 조리에 사용되면서 음식의 색이 먹음직스럽게 되었다. 뿐만 아니라 고추는 높은 열에도 본래의 색을 유지하기 때문에 싱싱한 색을 자랑하며 보는 이를 즐겁게 해준다.

고추의 붉은색은 단일 색소로 이루어진 것이 아니라 수십 종의 색소가 어우러져 발현된 것으로, 특히 한국산 고추에서는 무려 45종의 색소가 추출되기도 했다. 이러한 고추의 붉은색은 식탁을 화려하게 변화시킬 뿐만 아니라 식욕을 자극한다. 실제로 붉은색은 식욕을 자극하는 색으로 패스트푸드점을 포함한 식당들이 붉은색 간판이나 인테리어를 사용하는 것은 바로 식욕을 자극해 매출을 늘리려는 고도의 마케팅 전략 때문이다.

만약 육개장을 끓일 때 고춧가루를 넣지 않았다면 검은 빛의 국물로 인해 먹고 싶다는 생각이 들지 않을 것이다. 그러나 고춧가루를 듬뿍 넣은 붉은 국물을 보면 저절로 식욕이 당기게 된다. 더욱이 고추가 가지고 있는 저장성으로 인해 예전에는 생각하지도 못하던 밑반찬을 먹거나 장아찌 같은 저장음식을 만들어서 먹을 수 있으므로 우리의 식탁은 더욱 화려해지고 풍성해졌다.

지금까지 고추의 색깔은 녹색과 붉은색이었지만 최근에는 외국의 고추와 우리나라 고추를 교배하여 다양한 색깔의 품종이 개발되었다. 흰색, 노란색, 보라색, 연두색과 주황색 등 다양한 색깔을 띤 고추가 만들어졌다. 이번에 개발된 고추들은 색깔뿐 아니라 모양도 다양해서 작은 팽이 모양의 고추와 토마토 모양을 한 고추도 만들어졌다. 이 고추들은 색깔에 따라 영양소도 다르다. 보라색 고추는 안토시아닌(anthocyanin) 성분이 있어 항산화 기능이 있고, 노란색 고추는 카로틴(carotene) 성분이 있어 비타민 A가 풍부하다. 조만간 이 고추들이 식탁에 오르게 되면 우리의 요리는 더욱 화려한 자태를 자랑하게 될 것이다.

무더위가 한풀 꺾이고 계절이 가을로 접어들면 텃밭의 고추들은 광채가 나도록 영글어 맵고 단맛이 절정에 달한다. 고추는 뜨거운 태양의 정기를 받아 가을이 깊어 갈수록 탱글탱글한 풍요로움을 담으며 독기를 품는 빨간 빛을 발하게 된다.

고추는 빨간색으로 우리들에게 식욕만을 제공하는 것이 아니라 다양한 기능을 수행한다. 고추가 없는 밥상은 그래서 단조로울 수밖에 없다. 고추는 어울리지 않을 것 같은 곳에서도 충분히 조화를 이루어낸다. 심지어 포크커틀릿이란 양식을 한국화시킨 돈가스도 원래는 단무지만 나오지만 고추와 쌈장이 밑반찬으로 나오기도 한다. 둘은 전혀 안 어울릴 거 같지만 오히려 풋고추의 알싸한 매운맛이 기름에 튀겨낸 돈가스의 느끼함을 씻어주고 채소가 갖고 있는 적당한 수분도 돈가스의 기름진 맛을 부담 없게 만들어준다.

한국인의 최고 인기 메뉴인 자장면에도 단지 단무지나 춘장을 곁들인 양파가 전부지만 밑반찬을 고추와 쌈장으로 대치해 고추의 알싸한 맛과 쌈장의 구수한 맛이 어우러져 자장면의 느끼함을 없애주는 맛이 일품이다. 이렇게 공식처럼 붙어 다니는 주 메뉴와 밑반찬은 오래전부터 정해져온 것들이지만 꼭 그렇게 먹어야 한다는 법은 어디에도 없다.

고추와 곁들여서 좋을 음식은 돈가스나 자장면뿐만이 아니다. 늘 먹는 가정식 요리에서부터 특별한 서양요리, 손님 초대 요리까지 고추의 활용도와 역할은 무궁무진하다. 고추는 늘 우리 곁에 조용히 있지만 무언가 밋밋하고 따분할 때 톡 쏘는 상큼함을 준다. 고추는 우리네 인생 속에서 냉랭하고 달착지근한 맛에 매콤한 맛이라는 보너스를 주는 것이 고추가 가진 가장 큰 매력이 아닐까 생각한다.

한국인이 유난히 고추를 좋아하는 이유

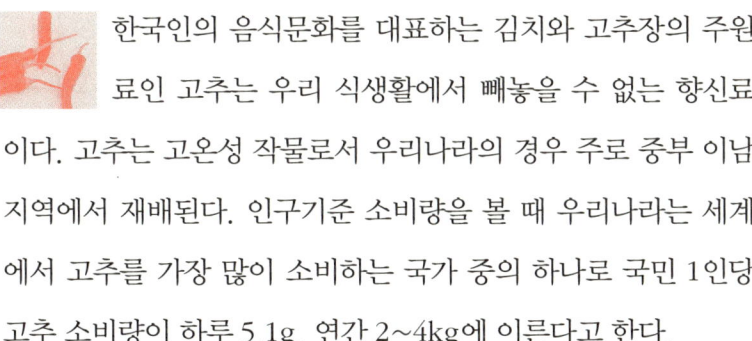 한국인의 음식문화를 대표하는 김치와 고추장의 주원료인 고추는 우리 식생활에서 빼놓을 수 없는 향신료이다. 고추는 고온성 작물로서 우리나라의 경우 주로 중부 이남 지역에서 재배된다. 인구기준 소비량을 볼 때 우리나라는 세계에서 고추를 가장 많이 소비하는 국가 중의 하나로 국민 1인당 고추 소비량이 하루 5.1g, 연간 2~4kg에 이른다고 한다.

매운맛을 좋아하는 민족들을 보면 대부분 반도국의 민족이거나 더운 지방의 민족들이다. 실제로 멕시코나 인도, 베트남, 중국의 남부지방인 사천성은 더운 지역이고 한국이나 이탈리아는 반도국가라는 공통점을 가지고 있다.

고추의 캡사이신(capsaicin)은 매운맛을 내는데 몸 안에서 혈액순환을 도와 몸에서 열이 나고 땀 배출을 촉진한다. 더욱이 매운맛은 혀의 미각이 아닌 통증으로 인식되어서 아드레날린이 분비되므로 잠시지만 청량감을 느낄 수 있다. 따라서 날씨가 더운 나라에서 매운 것을 좋아하는 이유는 매운맛이 더위를 더욱 강하게 느끼게 하는 것이 아니라 오히려 땀 배출로 인해 몸의 열을 식혀주는 효과를 내기 때문에 매운맛을 좋아한다.

또한 매운맛을 좋아하는 나라의 국민들은 다혈질이 많다. 멕시코, 태국, 이탈리아 같은 나라들은 흥분을 잘하는 민족들로 알려져 있다. 이것은 더운 나라에서 매운맛을 즐기는 것과 무관하지 않다. 반도국의 특징은 해양세력과 대륙세력이 부딪치는 지역이어서 전쟁이 잦다 보니 국민성이 오랜 세월동안 전쟁을 치루면서 알게 모르게 다혈질로 변하게 되었다. 한국인들도 반도국가로서 오랫동안 전쟁을 치루면서 알게 모르게 다혈질이 되었고 결국은 매운 고추를 통해 아드레날린이 분비되어 흥분을 가라앉히는 역할을 수행했기 때문인지도 모른다.

우리가 고추를 좋아하는 이유 중에 또 하나는 바로 부모들의 매운 고추를 좋아하는 습관 때문에 자녀들도 부모로부터 학습된 결과라고 할 수 있다. 우리가 비 오는 날 부침개나 칼국수, 막걸리를 떠올리는 것은 부모님들이 이런 날에 이러한 매운 음식들을 드셨고 자연적으로 자식들이 커가면서 매운 음식을 즐기는 생활에 익숙해진 것이라고 할 수 있다.

뿐만 아니라 매운맛은 중독성이 강한데 한번 매운맛을 보면 자기도 모르게 매운맛에 익숙해져 매운맛을 찾게 된다. 실제로 매운 고추의 대명사인 청양고추를 먹으면 힘이 난다고 식사할 때 자주 찾는 사람들이 있다. 이러한 이유는 바로 매운맛에 중독되었기 때문이다.

☑ 작은 고추가 맵다?

우리 옛말에 "작은 고추가 맵다"는 말이 있다. 이 속담의 뜻은 작은 고추들이 일반적으로 맵다는 것을 의미하는 것이 아니다. 실제로 품종 면에서도 태국의 쥐똥고추처럼 크게 성장하는 품종은 그렇지 못한 경우보다 약이 덜 오르는 경향이 있으나 작은 고추가 큰 고추보다 반드시 더 매운 것은 아니다. 그러나 고추 재래종은 몸집이 작지만 진한 맛이 나는데, 서양 외래종은 덩치는 크나 매운맛이 없는 경우도 있다. 따라서 이 말은 내실 있는 사람, 사물, 행동에의 빗댄 표현이라고 할 수 있다. 크고 허울 좋은 외형보다는 비록 보잘 것 없어 보이고 작고 초라해 보여도 내면이 꽉 찬 실속 있는 결과에 대한 우회적 표현인 것이다. 즉, 몸집은 작아도 힘이 세거나 성질이 모질고 일을 옹골차게 하는 사람을 일컫는 말이다. 결국 이 말은 체구가 작더라도 고추처럼 매운 끈기와 인내심이 있다면 성공할 수 있다는 것을 의미한다. 따라서 고추를 많이 먹으면 매운맛을 이겨내야 하는 인내와 끈기가 생겨 성공에 이르는 데 도움이 되는 기질을 얻는다 해서 생긴 말이다.

Part 3

당신은 고추에 대해 얼마나 알고 있는가?

강한 매운맛은 미각과 후각을 마비시켜 생선의 비린 맛을 못 느끼게 하지만 비린 맛 자체를 없애지는 못한다.

고추의 매운맛도 이와 같아서 고추 본연의 맛과 캡사이신의 매운맛이 동시에 작용해서 고추라는 하나의 완전한 맛을 이루게 된다. 고추의 매운맛만 추출해서 매운맛을 느끼는 것이 불가능하듯 매운맛이 통각이라고 해서 혀를 아프게 한다고 해도 매운맛이라고 느낄 수는 없다. 왜냐하면 매운맛으로 기억하고 있는 맛과 단순히 아픈 감각을 연결할 수 있는 단서가 없기 때문이다.

매운맛을 제외한 고추 본연의 맛과 통증을 동시에 느끼면 아마도 고추의 매운맛과 같을 것이라고 생각하지만 현실적으로 그런 식으로 맛을 추출해내는 것은 불가능하다. 매운맛을 제외한 고추의 맛을 추출할 수 있다고 해도 매운 느낌은 혀만으로 느끼는 것이 아니라 입 전체와 목구멍, 식도 등에서 동시다발적으로 느껴지는 것이다. 동시에 통증을 주면서 매운맛을 제외한 고추의 맛을 가진 것을 먹는다면 매운 고추를 먹는 것과 동일한 느낌이 있을 것이다.

02 불황일수록 사랑받는 맛

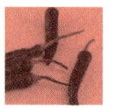 한국의 음식은 점점 매워지고 있다. 특히 식당에서 나오는 김치를 비롯한 반찬들은 온통 고춧가루 범벅이다. 그럼에도 불구하고 요즘 한국인들은 눈물, 콧물이 쏟아져 나올 정도의 매운맛을 즐긴다.

왜 우리는 이처럼 매운맛에 열광하는가? 우리가 매운맛에 열광하는 이유를 미국에서 만들어진 핫소스가 한국에 유입된 결과로 보는 설이 있다. 미국의 다국적 외식업체는 1990년대부터 멕시코의 매운 음식에 주목했다. 멕시코 사람들이 매운 소스를 듬뿍 넣은 음식을 먹으면서 즐거워하는 모습을 보며 고추의 매운맛이 사람을 즐겁게 한다는 결론을 내렸다. 곧바로 그들은 칠리고추에서 매운 성분을 추출해 내 핫소스를 만들어 피자나 다른 패스트푸드에도 핫소스를 넣기 시작하면서 미국인들의 미각

을 자극했다.

 핫소스의 선풍적인 인기는 일본에까지 전해졌다. 일본인들은 핫소스에 길들여지며 한국 김치의 매운맛을 즐기게 되었다. 한때 유행한 불닭의 매운맛도 이 칠리소스와 한국 고추를 혼합해서 만든 것이다. 칠리소스는 각종 간식의 양념으로 들어갈 뿐만 아니라 공장에서 만드는 매운 재래 음식에도 들어간다.

 결국 오늘날 한국인이 소비하는 매운맛은 한국 고추만이 아니다. 한국인들은 '글로벌' 한 매운맛에 익숙해지고 있다. 서울 무교동의 낙지볶음처럼 1960년대 이후 만들어진 매운 음식에는 물론, 결코 맵지 않게 먹었던 통닭이나 곱창 등에도 핫소스가 들어간다. 매운 낙지볶음으로 소문난 서울 무교동 식당가는 이제 더 이상 먹을 수 없을 정도로 맵게 만드는 곳이 절반을 넘는다. 아무리 조개탕을 시켜 함께 먹는다고 해도 정신을 차릴 수 없도록 맵다.

 매운맛을 찾는 이유에는 생리적인 원인도 있지만, 심리적인 원인이 더 크게 작용한다. 고추의 매운맛이 경기불황일수록 더욱 인기가 높다는 점을 그 예로 들 수 있다. 이는 한의학적으로 볼 때 일리가 있는 말이다. 매운맛은 기운을 발산하는 성향이 있어 마음속에 고여 있는 우울함을 해소시키는 역할을 한다. 생리학적으로도 고추의 매운맛을 내는 캡사이신이라는 성분이 뇌로 전달되는 과정에서 자극이 일어나 만들어진 베타엔돌핀이 정신적 스트레스를 해소하는 작용을 하는 것이다. 특히 베타엔돌핀은 기분을 좋게 할 뿐 아니라, 면역력을 높여주고 암세포를 파괴시키기도 한다.

실제로 우리나라의 음식들이 급격히 매워지게 된 시점을 찾아보면 약 20년 전으로 거슬러 올라간다. 이는 우리나라 경제가 한참 성장하면서 국민들이 열심히 일을 하기 시작하는 때와 거의 일치한다. 결국 우리 국민들은 열심히 살아야 한다는 강박관념 때문에 스트레스를 받으며 매운맛을 찾게 된 것이다. 오늘날 매운 것에 대한 관심이 더욱 높아지는 것도 복잡한 현대사회를 살게 되면서 늘어난 스트레스 때문이기도 하고 경제적인 침체기를 맞게 되는 데에 따른 심리적 불안감이 한몫 했다고 볼 수 있다.

아무리 풍요로운 사회라 해도 그 변화의 속도가 너무 빠르면 사회 구성원들의 심리적인 불안감 또한 커지기 마련이다. 현재 세계 경제는 급속하게 후퇴하고 있으며 심각한 경제위기에 처해 있다. 따라서 더 많은 세계인들이 매운맛에 빠져들게 될지도 모른다.

감기엔 고춧가루 둥둥 띄운 소주가 좋다?

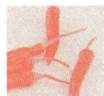 우리가 자주 쓰는 민간요법 중에서 감기에 걸리면 사람들이 흔히 "소주 한 잔에 고춧가루 한 스푼을 넣어 먹으면 감기가 뚝 떨어진다"는 말을 자주한다. 텔레비전 방송에 출연 중인 캐나다인 D씨는 방송에서 "소주에 고춧가루를 타 먹고 하루 만에 감기가 싹 나았다"고 말해 시청자들의 눈길을 끌었다. 이에 캐나다인 A씨가 "소주에 고춧가루를 타 먹는 것은 단지 너무 취해서 감기가 나았구나 생각하는 것이거나 배가 너무 아파서 토하고 감기는 잊는 것일 뿐 아무 효과가 없다"고 주장했다.

중국인 C씨도 "한국 사람들이 입버릇처럼 소주에 고춧가루를 넣어 마시면 감기가 낫는다고 하는 말은 사실이 아니었다"고 맞장구를 쳤다. 동료들의 주장에 D씨는 즉각 반박하며 "머리털

날 때부터 감기에 걸리면 아무리 약을 먹어도 무조건 열흘 동안 아팠다. 그런데 한국인 친구의 말을 듣고 소주에다 고춧가루를 타서 새벽까지 마셨더니 하루 만에 감기가 다 나았다"고 주장했다.

정말 소주 한 잔에 고춧가루를 타서 먹으면 감기가 뚝 떨어질까? 정답은 "아니다"이다. 소주에 고춧가루를 타서 마시게 되면 알코올과 매운 캡사이신 때문에 혈액순환이 활발해져 땀구멍이 열리는 효과가 있기는 하지만 실제로 열을 내리거나 바이러스를 죽여서 감기를 낫게 해주는 것은 아니다.

소주와 고춧가루가 일시적으로 땀을 내게 해 열을 낮추는 것처럼 보이지만 이는 오히려 호흡기에 무리를 주어 기침 증상을 악화시키고, 간이 알코올을 먼저 처리하기 때문에 약의 분해나 해독은 그 다음이다. 따라서 감기에 걸렸을 때 소주와 고춧가루를 함께 복용하는 것은 매우 위험한 일이다.

의학계는 과음을 한 다음 날 감기약을 먹으면 감기약에 들어있는 항히스타민 때문에 정신을 잃고 쓰러져 목숨을 잃을 수도 있다고 지적한다. 항히스타민제는 재채기와 콧물을 멎게 하는 효과도 있지만 뇌의 중추신경계를 억제하고 마비시키는 기능도 가지고 있다. 술 역시 뇌의 중추신경을 마취시키는 약물이기 때문에, 술과 고춧가루를 함께 먹으면 불난 집에 기름을 끼얹는

격이 되는 것이다. 따라서 이 2가지가 함께 뇌에 들어가면 상승 작용이 일어나 생명 중추까지 마취되어 돌연사의 원인이 될 수도 있으므로 주의해야 한다.

  뿐만 아니라 "감기 걸렸을 때 고춧가루 잔뜩 뿌려 놓은 콩나물국을 먹는 것이 좋다"는 말도 속설에 불과하다. 역시 고춧가루가 혈액순환을 도와주고 땀구멍을 열어주는 효과가 있기는 하지만 실제로 감기 치료에 도움이 되지 않는다. 단지 감기에는 비타민 C가 많이 들어 있는 과일이나 음식물이 효과가 있다고 알려져 있다. 따라서 고추에 들어 있는 비타민 C가 감기에 좋다고 할 수 있어도 감기를 낫게 한다는 것은 잘못된 이야기이다.

04 맛있는 식당의 비결
매운맛

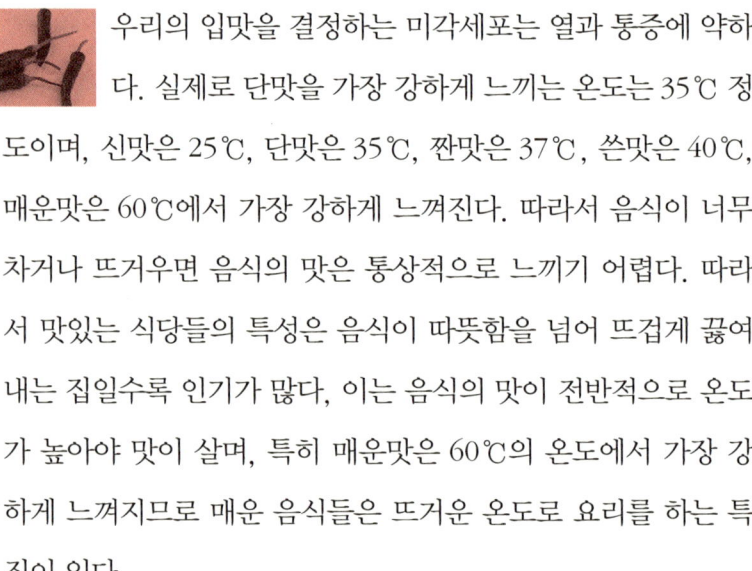
우리의 입맛을 결정하는 미각세포는 열과 통증에 약하다. 실제로 단맛을 가장 강하게 느끼는 온도는 35℃ 정도이며, 신맛은 25℃, 단맛은 35℃, 짠맛은 37℃, 쓴맛은 40℃, 매운맛은 60℃에서 가장 강하게 느껴진다. 따라서 음식이 너무 차거나 뜨거우면 음식의 맛은 통상적으로 느끼기 어렵다. 따라서 맛있는 식당들의 특성은 음식이 따뜻함을 넘어 뜨겁게 끓여내는 집일수록 인기가 많다, 이는 음식의 맛이 전반적으로 온도가 높아야 맛이 살며, 특히 매운맛은 60℃의 온도에서 가장 강하게 느껴지므로 매운 음식들은 뜨거운 온도로 요리를 하는 특징이 있다.

음식물이 좋아하는 온도는 고정적인 것이 아니고 그때의 기온, 온도에도 영향을 받고 더울 때에는 차가운 것이, 반대로 추울 때는 뜨거운 것이 좋아진다. 또한 개인차와 그때의 생리 상태에 따라 영향을 강하게 받는다. 예를 들면, 목이 마를 때에는 보다 차가운 음료가 좋아지게 된다. 이유를 분석해보면 우리들이 일반적으로 좋아하는 식품, 요리의 온도는 체온에서 25℃~30℃ 상하로 분포되어 있고 차가운 것은 10℃ 전후가 적당한 온도이고, 따뜻한 것은 60℃~65℃의 것이 좋아지게 된다. 따라서 아이스크림은 -6℃, 냉커피, 사이다, 맥주, 식혜 등의 음료수는 4~6℃가 가장 먹기에 좋은 온도이며 대개 0~10℃에서 먹기에 좋은 반면, 죽, 커피, 우유 등의 따뜻한 음식물은 60~70℃가 먹기에 적합한 온도다. 실제로 음식도 온도에 따라 맛을 결정하는 것들이 많은데 아기 우유는 엄마의 체온과 같은 37도, 찌게는 95도, 맥주는 8~10℃, 적포도주는 15~18℃, 정종은 50℃, 커피는 65℃, 차는 80℃에서 가장 맛이 살며 맛도 좋다.

하지만 일정한 온도보다 차갑거나 뜨거우면 우리는 음식을 먹어도 무슨 맛인지를 모르고 먹게 되는 경우가 많다. 따라서 음식별로 적당한 온도가 맞추어졌을 때 안에 들어 있는 각종 맛이 어우러져 최상의 음식이 되는 것이다. 그래서 대부분의 맛있다는 음식점의 음식들은 맵고 뜨거운 것이다. 음식점에 가보면 이러한 온도에 따라서 음식물의 맛이 바뀜으로 인해서 더운 음식을 담아낼 때는 음식의 온도를 오래 보전하기 위해서 접시를

데워서 음식을 담는다. 반대로 차가운 음식을 오래 보전하기 위해서는 접시를 차갑게 해서 담아낸다.

매운 음식을 60℃ 이상으로 뜨겁게 조리하면 우선 매운맛이 살아나서 더욱 강하게 입맛을 자극하게 되어 음식이 맛있게 느껴지게 한다. 온도와 맛은 온도에 의해 느껴지는 방법에 차이가 있다. 단맛은 음식물이 체온에 가까운 온도일 때 가장 강하게 느끼고, 짠맛은 온도가 낮아질수록 강하게 느낀다. 쓴맛은 체온보다 낮을 때 급속하게 증가하고, 신맛은 거의 모든 온도에서 느낌이 일정하다. 다만, 식초처럼 아세트산을 함유한 것은 온도가 높아지면 아세트산의 증발에 의해 강한 자극이 나타나서 신맛이 강하게 느껴지기 쉽다. 이처럼 4가지 기본적인 맛은 온도에 의한 감각이 각각 다르다.

때에 따라서는 매운맛이나 뜨거운 맛이 미각세포를 마비시킴으로써 입맛을 더욱 좋게 할 수도 있다. 그러나 음식이 식으면 뜨거울 때는 못 느꼈던 맛들이 살아나 너무 짜거나, 덜 달거나, 시거나 하는 맛들이 살아나 오히려 음식의 맛이 떨어지는 경우도 있다. 따라서 음식의 맛을 좋게 하기 위해서는 아주 맵고 뜨겁게만 한다면 기본적으로 요리를 잘한다는 소리를 들을 수 있다.

요리가 매워지면 우선적으로 뇌에 먹고 싶다는 욕구를 들게 하여 기본적으로 음식이 맛있다는 생각이 들게 한다. 또한 음식을 뜨겁게 하면 음식을 먹고 싶다는 욕구를 더욱 강하게 하는 효과를 가지고 있다. 따라서 요리를 못해서 요리를 하는 것이 두렵다면 무조건 뜨겁게 그리고 맵게 요리를 한다면 기본은 한다는 소리를 듣게 되지 않을까?

05 매운맛도 정도가 다르다

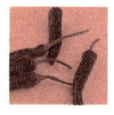청양고추는 보통의 경우 스코빌 지수가 10,000을 넘기지 못하고 보통의 고추는 4,000~7,000 정도다. 이에 비해 세계에서 가장 매운 고추는 인도 동북부에 있는 아삼주의 테즈푸르 구릉지대에서 자라고 있는 것으로 확인된 부트 졸로키아(Bhut Jolokia)라는 고추다. 스코빌 지수가 1,001,304인 부트 졸로키아는 가장 매운 고추로 기네스북에 1위에 올라 있다. '부트'는 유령이란 뜻으로 부트 졸로키아는 일명 귀신고추라고 부른다. 인도 고대 설화에는 "이 고추를 먹으면 너무 매워서 귀신이 된다"는 이야기가 있을 정도로 맵다. 3위인 멕시코산 하바네로보다 1.5배나 더 매운 것으로 밝혀져 있으며, 청양고추보다 100배나 맵다. 2위도 인도의 나가 졸로키아의 스코빌지수는 1,041,427로 부트 졸로키아보다 높지만 비공식 기록이다.

- 고추의 매운맛 국제 기준

스코빌 지수	종 류
5,000,000~16,000,000	캡사이신 원액
55,000~1,041,427	나가 졸로키아(Naga Jolokia, 인도)
1,001,304	부트 졸로키아(Bhut Jolokia, 인도)
350,000~580,000	빨간 사비나 하바네로
100,000~350,000	하바네로 고추, 스코틀랜드 보닛
100,000~200,000	로코토, 자마이카 매운 고추, 아프리카 버즈아이
50,000~100,000	태국 쥐똥고추
30,000~50,000	카이언 고추, 아지 고추, 타바스코 고추
10,000~23,000	세라노 고추
10,000~23,000	청양고추
4,500~5,000	아나헤임 고추, 헝가리 밀납 고추
2,500~8,000	잘라페노 고추
1,500~2,500	로코틸로 고추
1,000~1,500	포블라노 고추
100~500	피망
0	벨 고추

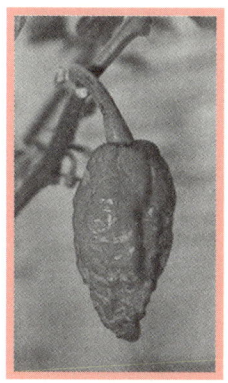

● 나가 졸로키아

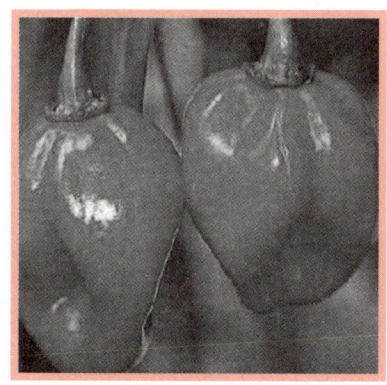

● 부트 졸로키아

 알아주는 매운맛
세계의 명품 고추

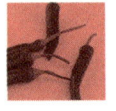 우리나라에서 고추라고 하면 가장 대명사가 청양고추이듯 다른 나라에도 명품고추가 있다. 멕시코의 할라피뇨 고추와 하바네로 고추, 타바스코 고추가 있고, 태국에는 쥐똥고추가 있으며, 중국에는 사천고추가 있다.

● 할라피뇨 고추(jalapeno)

할라피뇨 고추는 멕시코가 원산지로 멕시코 베라크루즈(veracruz) 주 할라나(Xalana)에서 재배되던 고추로 마을 이름을 따서 할라피뇨(스페인어로는 xalapeno)라는 이름이 만들어졌다. 현재 이 지역뿐 아니라 다른 멕시코 외에 다른 많은 지역에서도 재배되고 있다.

할라피뇨는 노란색과 초록색이 있는데, 초록색보다는 노란색이 더 매운맛이 나고, 얇게 저민 것보다는 통으로 조리된 것이 더 맵다. 청양고추는 깨무는 순간부터 매운맛이 나지만, 할라피뇨는 씹을 때는 덜 맵지만 입 안에서 서서히 매운맛을 내는 것

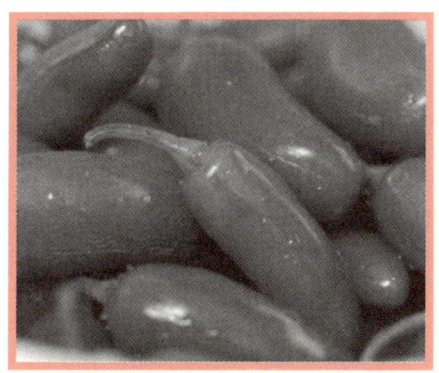
● 할라피뇨

이 특징이다. 할라피뇨는 생식을 하는데 너무 매워서 주로 초절임으로 먹으며 이를 피클고추라고도 한다. 피클고추는 일반 고추에 비해 맛이 더 자극적이고 육질이 두껍고 씹는 맛이 아삭아삭한 특징이 있다. 할라피뇨의 초절임 병제품은 마트에서 쉽게 구할 수 있다.

할라피뇨는 스파게티나 피자 또는 타코 등의 요리에 곁들이면 특유의 매운맛으로 입맛을 개운하게 해준다. 할라피뇨를 불에 구워 말린 것을 치포틀(chipotle)이라고 한다. 치포틀은 보통 할라피뇨보다 한층 깊은 매운맛을 내는데, 멕시코 요리에서 매운맛을 낼 때 빠지지 않고 사용되는 양념 가운데 하나이다. 그러나 맨손으로 만지면 너무 맵기 때문에 손이 화끈거려 멕시코에서는 장갑을 끼고 요리한다고 한다.

● 타바스코(Tabasco) 고추

타바스코 고추는 타바스코 소스의 원료가 되는 고추다. 타바스코는 멕시코어로 축축한 흙의 땅 또는 산호와 진주 껍질의 땅이라는 의미를 가지고 있다. 타바스코 고추는 서양인에게는 참을 수 없을 정도의 매운맛이지만 워낙 매운맛에 익숙해 있는 우리나라 사람에게는 크게 맵지 않게 느껴지는 고추다.

타바스코 고추는 노란색에서 익어가면서 오렌지, 빨간색으로 바뀌며, 매운맛과 함께 샐러리 향도 지니고 있다. 타바스코 소스는 타바스코 고추를 수확하면 고추 껍질, 씨, 섬유질 등의 불순물을 제거하고, 아이버리 섬에서 자체 생산하는 소금과 섞어 참나무통에 넣어 3년간 숙성시킨다. 특히 타바스코 소스는 여러 가지 향신료를 첨가해서 먹기 좋게 만들었기 때문에 적당히 매콤한 맛을 즐길 수 있다.

● 하바네로(Habanero) 고추

하바네로 고추는 멕시코 고추로 아바네로라고도 하며 예전에는 가장 매운 고추로 알려져 있었으나 인도의 졸로키아 고추류가 등장하면서 공식적으로는 세상에서 세 번째로 매운 고추라고 알려져 있다. 하바네로는 청양고추보다 30배 이상 매워 따로 먹을 수는 없고 잘게 썰어 소량만 매운 요리에 넣는다. 하바네로를 이용해 만든 살사소스를 구입해 이용할 수 있다.

하바네로 고추는 하바네로 소스의 원료로도 사용되어 지고 있으며, 요리할 때 직접 넣기도 한

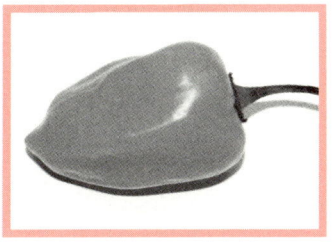
● 하바네로 고추

다. 하바네로 고추는 너무 매워서 고무장갑을 끼고 조리를 해야 할 정도로 맵다. 또한 부엌에서 요리할 때에는 창문을 열고 요리를 하지 않으면 너무 매워서 눈물이 날 정도로 맵다.

● 프릭키누(phrik khi nu) 고추

프릭키누 고추는 태국의 대표적인 고추로 쥐똥처럼 작다고 해서 쥐똥고추라고도 한다. 길이가 1cm 내외로 고추의 크기는 상당히 작다. 매운맛의 정도가 청양고추보다 5배 이상 맵다. 실제로 한국인 중에 태국에 여행갔다가 아무 것도 모르고 이 고추를 먹고 응급실에 실려갔다는 이야기가 있을 정도다.

프릭키누 고추는 태국의 대표적인 음식에 꼭 들어간다. 태국을 찾는 관광객들이 흔히 접하는 음식인 카우 팟(태국식 볶음밥)도 겉모습은 우리나라의 볶음밥과 비슷하여 쉽게 도전하지만 보기와는 달리 카우 팟은 프릭키누 고추가 들어 있어서 먹기가 만만치 않게 맵다.

일반적인 고추는 자랄 때 땅을 향해서 자라는데 프릭키누 고추는 하늘을 향해 자라는 독특한 모습으로 자란다. 프릭키누 고추는 한국의 청양고추보다 처음에는 훨씬 매운맛이 강하지만 먹고 난 후 매운맛은 그리 오래가지 않고 뒷맛이 개운한 것이 특징이라 태국의 모든 매운 음식에 단골로 사용한다.

● 사천고추

사천고추는 중국 사천지방이 산지라 붙여진 고추다. 중국의 속담에 사천 고추씨 한 알로 장정 열을 쓰러트린다는 말이 있을 정도로 맵다. 중국 사천고추의 특징은 맵고 시고 톡 쏘는 것이 특징이지만 매운 만큼 단맛도 많아서 사천 요리의 맛을 내는 데 꼭 쓰이고 있다. 특히 사천자장에 쓰이는 춘장은 다른 지역과 달리 매운맛을 내기 위해 사천고추를 섞는데 이때 춘장이 적갈색으로 보이게 된다. 사천짬뽕에 들어가는 사천고추로 만든 매운 국물은 얼큰하고 칼칼하며 종래의 짬뽕처럼 기름지고 느끼하지 않다. 그리고 중국식 샤브샤브인 훠궈에 들어가는 기름도 사천고추로 만든 고추기름을 사용할 정도로 사천고추는 사천요리에서는 없어서는 안 될 중요한 식자재이다.

맛볼수록
중독되는 맛

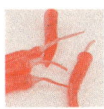 매운맛은 상대적인 맛이다. 어떤 사람에게 맵다고 해서 꼭 다른 사람들에게도 맵다고는 할 수 없다. 그것은 사람에 따라 매운 것을 선호하는 정도나 매운 것을 즐겨 찾게 되어 익숙해지는 것 때문에 차이가 있다.

평소에 매운 것을 즐겨 찾는 사람들에게 매운 것을 먹은 직후의 느낌이 어떻냐고 물으면 화끈하면서 기분이 좋다는 말을 한다. 실제로 매운맛이 들어가게 되면 우리의 신경세포는 매운맛 때문에 뇌에서는 이를 경감하려는 엔돌핀이 증가하게 된다. 이 엔돌핀이 분비되면 기분이 좋아지는 효과가 생기는데 이러한 현상이 되풀이 되다 보면 자연적으로 매운 것에 익숙해지면서 매운 것을 먹지 않으면 무언가 허전하고 힘이 없다고 생각하게 된다. 따라서 상당기간 매운 맛을 보지 않으면 뇌 속에 인식되

어 있던 매운맛의 경험이 자꾸 고추의 매운맛을 찾도록 명령하게 된다.

매운맛에는 중독성이 강한 성분이 들어 있기 때문이다. 따라서 우리의 혀는 4원미인 단맛, 신맛, 짠맛, 쓴맛에 대해서 지속적으로 자극을 주면 미각 세포가 쉽게 피곤해져서 싫증이 나는 데 비해 매운맛은 혀의 미각으로 느끼는 것이 아니고 촉각으로 느끼는 것이라 잘 질리지 않는다.

이는 우리가 마사지를 받게 되면 중독되어서 무언가 몸을 지압해주지 않으면 몸이 찌뿌듯한 것처럼 매운맛도 한번 맛을 보게 되면 매운맛을 찾도록 우리 몸에서 반응을 하기 때문에 중독이 강하게 된다. 따라서 매운맛을 처음 먹을 때는 눈물을 흘리며 먹으면서 다시는 안 먹어야지 하면서 돌아선다. 그러나 문제는 시간이 지나면 그때의 자극이 기억에 남기 때문에 계속 매운 것을 찾게 된다. 매운맛은 중독성만 있는 것이 아니라 내성도 가지고 있기 때문에 먹을수록 더욱 매운 것을 찾게 되어 있다.

세계의 명품
매운 소스

우리나라의 고추장은 한식의 기본 조미료로 한식 이외에 샐러드 소스에 넣어도 좋고, 고기 양념장으로 써도 좋다. 한마디로 어떤 음식과도 조화를 이룬다. 우리에게 고추장이 있듯이 다른 나라에도 고추장처럼 매운 소스가 있다.

● 칠리소스

칠리는 멕시코의 대표적인 고추 이름으로 크기가 1~10cm까지 다양하며 작을수록 매운맛이 강하다. 칠리 고추는 그대로 사용하거나 가루로 내서 칠리파우더로 만든다. 생선요리나 스튜, 피클, 소스, 수프, 채소요리 등의 재료로 쓰인다. 칠리소스는 멕시코 음식에 자주 등장하는 소스로 붉게 익은 칠리에 마늘 등 다양한 재료를 섞어 매운맛이 나도록 만들어 음식에 자극적인 맛을 더해 준다. 칠리소스는 스파게티, 라자니아 등 토마토소스가 들어가는 서양 요리에 두루 쓰인다.

● 핫소스

핫소스는 매운맛을 내는 소스의 통칭을 말한다. 잘 알려진 타바스코 소스도 미국 맥킬레니사의 상표명으로 핫소스의 한 종류이다. 첫맛은 부드럽지만 뒷맛이 매콤한 케이준 소스와 살사 소스, 바비큐 소스, 칠리소스 등도 핫소스에 속한다.

● 살사소스

살사는 에스파냐어로 소스라는 뜻으로, 멕시코 전통음식인 토티야 요리에 빠지지 않고 들어가는 매콤한 소스이다.

● 파프리카 스파이스

스페인 요리에 자주 쓰이는 향신료의 하나로, 토핑이나 삶은 요리에 사용하기에 좋다.

● 타바스코 소스

타바스코 소스는 매운맛이 나는 대표적인 소스이다. 180년의 역사를 자랑하는 타바스코 소스는 타바스코 고추로 만들어지는

데 타바스코 고추는 멕시코의 고추로 우리나라 고추와는 달리 톡 쏘는 맛과 향이 강하다. 타바스코 소스는 잘 익은 고추만을 골라서 참나무통에 보관해 두었다가, 고추가 발효되면서 좋은 향이 나는데, 여기에 소금과 식초를 넣고 3년 이상 발효시켜서 만든다.

● 두반장

중국의 두반장은 누에콩으로 만든 된장에 고추나 향신료를 넣은 것으로 독특한 매운맛과 향기가 난다. 보통 중화요리집에서 많이 볼 수 있으며, 마파두부 등의 사천 요리에서 빠지지 않는 조미료이다. 돼지고기 주물럭이나 라면요리 등에 고추장 대신 넣으면 좋다.

● 몰레

멕시코는 음식뿐 아니라 과자, 과일에도 고춧가루를 뿌려 먹을 정도로 매운맛을 즐긴다. 멕시코에서 즐겨 이용하는 몰레라는 소스는 10여 가지의 고추와 마늘 등 갖은 양념과 함께 초콜릿을 녹여 만든 것으로 달콤하면서도 알싸한 맛이 특징이다. 멕시코인이 고향의 맛으로 여기는 몰레는 주로 전통요리에 사용된다.

● 삼발

　삼발은 인도네시아 식탁에서 없어서는 안 될 주요 소스로 우리나라의 고추장과 아주 비슷하다. 주로 고추와 후추류를 맷돌로 빻아 섞고 다진 양파, 민트, 마늘, 그리고 새우로 만든 젓갈, 식초, 소금을 넣고 만든다. 인도네시아의 다양한 요리에 양념으로 사용되거나 찍어 먹을 수 있도록 따로 내놓기도 한다.

● 남프릭엉

　쥐똥고추로 유명한 매운맛의 나라 태국은 남프릭엉이라는 매운 소스로 유명하다. 남프릭엉은 빻은 프릭키누 고추를 돼지고기, 생강, 고춧가루, 마늘, 토마토를 섞어서 만든 태국의 전통 쌈장이다. 아주 맵고 자극적인 맛을 내는 것이 특징이다.

● 와사비

　일본의 대표적인 매운 소스이다. 와사비는 일본의 냇가나 강가에서 자라는 십자화과의 식물인 고추냉이의 뿌리를 갈아서 만든다. 와사비는 혀를 자극하기보다는 증기가 올라오면서 코를 자극하는 것이 특징이다. 냉장고가 없던 시절 생선을 오래 보관하지 못해 냄새가 나는 것을 방지하기 위해서 사용하기 시작했으며, 주로 회를 먹을 때 간장과 함께 개어 찍어 먹는다.

☑ 사람보다 조류가 더 잘 먹는 것은?

인류가 고추를 먹기 시작한 역사는 약 기원전 9000년경으로 오래되었지만 향신료로 사용하는 나라는 많아도, 음식재료로 먹는 나라는 그리 많지 않다. 그렇다면 동물들은 어떨까? 지구상에 있는 동물들 가운데 고추를 먹을 수 있는 동물은 많지만 매운 고추를 먹을 수 있는 동물은 많지 않다. 동물 중에서 포유류는 오직 인간밖에는 매운 고추를 먹지 않으나 조류는 거의 다 먹을 수 있다. 채식을 하는 포유류들은 맵지 않은 고추는 먹을 수 있지만 매운 고추의 매운맛을 한번 본 포유류는 절대로 매운 고추를 먹지 않는다. 일반적인 포유류에 있어서 매운맛은 통증이기 때문이다. 그러나 특이한 사실은 모든 조류들은 매운 고추의 매운맛이 맛있는 맛으로 인식하여 매운 고추를 아무렇지도 않게 먹어 치운다.

이러한 사실을 바탕으로 고추가 남미에서 광범위하게 퍼진 원인을 찾아내는 사람들이 많다. 그것은 고추의 전파가 사람에 의한 것이 아니라 조류가 먹고 다른 지역으로 가서 배설을 통해 옮겨졌다는 것이다.

실제로 〈네이처〉라는 연구잡지에 실렸던 노던 애리조나대학 연구진의 논문의 결론을 보면 고추의 매운맛은 고추가 진화하기 위한 방법이라는 사실을 발표했다. 그들의 연구를 자세히 보면 포유류는 고추를 먹고 소화하는 과정에서 고추의 씨앗을 파괴되어 발아를 하지 못하나, 조류는 고추를 먹고도 씨앗을 온전히 배설할 수 있어서 발아가 가능하다는 것이었다. 결국 고추는 스스로 종족을 번식시키기 위해서는 포유류가 먹지 못하도록 점점 매운맛을 증가시키는 진화를 거듭하여 포유류들은 고추를 기피하도록 했다는 것이다. 반면에 조류는 매운맛을 통증으로 느끼지 않고 맛있는 것으로 인식하기 때문에 번식을 돕는 새들을 끌어 모으기 위해 매운맛을 진화시켰다고 주장했다.

결국 포유류는 고추가 전파되는 것을 막고, 새들은 고추가 전파되는 것을 돕는다는 연구 결과를 얻을 수 있었다. 따라서 남미에 고추가 여러 나라에 퍼지게 된 것은 바로 새들이 고추를 먹고 배설물을 다른 지역에 옮기게 되었다는 것을 유추할 수 있다. 오늘날 우리가 마음 놓고 자유롭게 매운맛을 즐길 수 있는 것은 어쩌면 조류들의 도움일 수도 있다.

Part 4

몸과 마음을 치유해주는 고추

고추의 효능과 영양

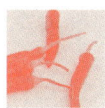 고추는 가지과에 속하는 작물로 열대지방에는 다년생으로 자라지만, 온대지방에서는 1년생에 속한다. 고추는 주로 밭에서 재배되며, 고추가 다 자라면 높이는 약 60cm로 자라며, 잎은 어긋나게 나오고 잎자루가 길며 달걀 모양의 바소꼴로 양 끝이 좁은 편이다. 고추의 꽃은 여름에 잎겨드랑이에서 1개씩 밑을 향해 달리는데, 꽃의 색깔은 흰색이고 꽃받침은 녹색이고 끝이 5개로 얕게 갈라진다.

고추는 고온성 작물로서 발육에 알맞은 온도는 25℃ 정도가 적당하다. 고추는 비가 적게 오고 따뜻할수록 매운맛이 난다. 고추는 비옥하고 물이 잘 빠지는 곳이면 잘 자라며, 비교적 손질을 하지 않아도 잘 자라는 편이다. 고추는 용도에 따라 말린 고추용과 풋고추용의 2가지로 나눌 수 있다. 한국의 고추 종류

는 약 100여 종에 이르며 산지의 이름을 따서 청양 · 영양 · 음성 · 임실 · 제천 고추 등으로 부른다.

고추에는 의외로 우리 몸에 좋은 작용을 하는 성분들이 많다. 고추를 구성하고 있는 성분들의 효능과 영양을 보면 다음과 같다.

● 캡사이신(Capsaincin)

고추를 구성하는 성분 중에서 가장 돋보이는 것은 고추만이 가지고 있는 특유의 매운맛을 내는 알칼로이드의 일종인 캡사이신이다. 고추의 종류와 경작 조건에 따라 캡사이신의 함유량은 0.1%에서 1%까지의 범위 안에서 조금씩 달라진다. 캡사이신은 고추씨에 가장 많이 함유되어 있으며, 껍질에도 상당량 들어 있다. 이 물질은 고추의 2차대사 산물로 고추의 발육에는 별 상관이 없으나 다른 식물이나 동물들로부터 고추를 보호하고 그 씨를 퍼트려 종자의 번식을 도모하는 데 중요한 역할을 하는 것으로 알려져 있다. 캡사이신의 다양한 효능을 보면 다음과 같다.

■ 캡사이신 성분은 지방세포에 작용하여 몸속 지방을 분해하는 작용을 하기 때문에 다이어트 식품으로도 권장되며 일본 여성들은 병에 담아 다니기도 한다.

■ 캡사이신은 젖산균의 발육을 돕는 기능도 한다. 이 기능을

이용하여 만든 것이 바로 김치다. 김치는 대표적인 젖산 발효식품인데 이 젖산의 작용으로 김치 맛이 감칠맛 나게 바뀌는 것이다. 따라서 김치에서 고춧가루가 없다면 젖산에 의한 발효작용이 없기 때문에 신맛은 나지만 감칠맛이 나지 않는다.

■ 캡사이신은 이열치열의 효능을 가지고 있다. 따라서 고추는 더운 나라 사람들도 즐기지만 추운 지방에서도 추위를 막아주는 보온효과를 가지고 있기 때문에 즐겨 먹는다.

■ 캡사이신은 장내에서 살균작용을 한다. 캡사이신은 매운맛으로 인하여 우리 몸 안에 들어가면 장내에서 나쁜 균들을 죽이는 살균작용을 한다. 이러한 원리를 이용하여 캡사이신을 기름과 섞어두면 기름의 산패를 막아 기름을 오랫동안 보관할 수 있다.

■ 캡사이신은 식욕을 증진해주는 효과가 있다. 캡사이신은 단순히 매운맛만 주는 것이 아니라 식욕이 떨어져 있을 때 먹으면 매운맛이 소화를 촉진시키고 침샘과 위샘을 자극해 위산 분비를 촉진시켜 먹고 싶은 마음이 일어나게 된다.

• 고추 100g당 영양함량

에너지	단백질	지방질	칼슘	철분	비타민 A	비타민 B_1	비타민 B_2	니아신당량	비타민 C
Kcal	g	g	mg	mg	iu	mg	my	mg	mg
294	10.9	15.2	123	–	7,405	0.3	0.3	–	220

● 비타민 A

고추는 특히 비타민 A가 7,405iu나 존재한다. 비타민 A가 부족하면 어둠 속에서 물건을 가려 보는 능력이 낮아지는 야맹증이 유발하기 쉬운데 고추를 먹으면 야맹증을 예방하는 데 좋다. 또한 고추의 비타민 A는 호흡기 계통의 감염에 대한 저항력을 높이고 면역력을 증진시켜, 질병의 회복을 빠르게 한다는 사실이 잘 알려져 있다. 밀폐된 환경에서 에어컨을 사용하게 되면 냉방병에 걸리기 쉬운데 비타민 A는 냉방병을 해결하는 데 도움을 준다. 일반적으로 비타민 A의 결핍은 비타민 C의 손실을 초래하는 일이 많다. 비타민 A가 만들어지는 과정은 푸른 고추가 빨갛게 익어가면서 색소성분인 카로틴이 지방산과 결합해서 캡사이신으로 전환되는데 이것이 체내에 들어가면 비타민 A로 바뀐다.

● 비타민 C

고추에는 비타민 C도 매우 많이 함유되어 있는데 이는 푸른색을 띤 풋고추나 빨간색을 띤 빨간 고추나 마찬가지로 별 차이가 없을 정도로 많이 들어 있다. 고추에 들어 있는 비타민 C는 보통 감귤의 2배, 사과의 30배 정도의 함량이 들어 있어, 고추는 웬만한 과일보다도 비타민 C가 많이 들어 있을 정도로 대단하다.

　몸 안에 비타민 C가 부족하면 괴혈병이 나타나는데, 이 병에 걸리면 흔히 잇몸에서 피가 나며 자그마한 상처가 생겨도 피가 나고 잘 멎지 않는다. 따라서 고추를 먹게 되면 괴혈병을 예방할 뿐만 아니라, 한여름 더위에 지칠 때 풋고추를 한두 개 먹으면 비타민 C가 우리 몸의 피로를 덜고 허약해진 신체에 활력을 준다. 우리가 긴 겨울 동안 신선한 채소의 공급 없이 김치만 먹는데도 비타민 C의 부족함을 전혀 느끼지 못하는 것도 고추의 공이라고 할 수 있다.

● 비타민 P(바이오 플라보노이드)

　최근에는 헝가리의 과학자 알버트기오르기 박사가 고추의 과피에서 비타민 P(바이오 플라보노이드 : Bio flavonoid)를 발견하여 노벨상을 받기도 했다. 비타민 P는 모세혈관의 투과성을 조절하는 물질로 각종 질환의 치료에 사용한다. 뿐만 아니라 비타민 P는 말초혈관 촉진 작용과 피부보호를 하며, 노화를 막는 항산화효과와 항염효과가 우수하다. 더욱이 비타민 C가 파괴되지 않도록 보호하며, 비타민 C 작용을 도와주므로 비타민 C 절약효과도 있다. 결국 고추를 먹게 되면 항산화작용을 통해서 피부의 노화를 방지하며, 각종 질병을 일으키는 염증을 막는 데 탁

월한 효과가 있다.

● 베타카로틴

최근에는 비타민 A의 모체인 베타카로틴이 항암작용을 하는 것으로 밝혀져 베타카로틴에 대한 관심이 높아지고 있다. 베타카로틴은 특히 녹황색야채에 많이 들어 있는데 녹황색 채소나 과일류의 녹색, 붉은색을 만드는 성분이다. 베타카로틴이 체내에 들어가게 되면 비타민 A가 좀 더 많이 우리 몸에 유익하게 사용되도록 하는 주요 공급원이 된다. 또한 우리 몸에서 보통 암을 유발시키는 것은 활성산소, 유해산소와 같은 것들인데, 베타카로틴은 이런 유해산소를 예방하는 것으로 유명하다.

베타카로틴이 가장 많은 대표적인 식품은 당근이며, 녹황색 야채로는 시금치, 풋고추, 부추, 쑥갓, 상추, 깻잎, 근대, 아욱, 피망, 늙은 호박 등이 있다. 그러나 풋고추도 이들 녹황색 야채 못지않게 베타카로틴이 아주 풍부한 식품이다. 베타카로틴은 특히 지방과 잘 어울리므로 요리를 할 때는 기름을 사용하거나 지방성분이 많은 재료와 함께하는 것이 좋다.

● 단맛

한국 고추의 매운맛은 다른 나라의 고추와 달리 단순하게 매운 게 아니라 복합적인 매운맛을 가지고 있다. 다른 나라의 고추는 맵기만 한데 비해 우리나라 고추는 단맛이 많이 나기 때문이다. 우리나라 고추가 다른 나라의 고추에 비하여 단맛을 내는 이유는 고추에 포도당, 과당, 자당, 갈락토스 등의 당류가 유리당으로 존재하기 때문이며, 그밖에 다당류로는 라피노제가 존재해 이들 당류가 특유의 단맛을 내고 있다. 그래서 우리나라 고추는 음식에 고추만 넣기만 해도 고추의 매운맛을 보완하는 특유의 단맛을 내고 있다.

02 통증을 줄여주는
캡사이신

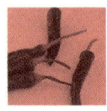고추에 대한 흥미로운 사실 중 하나는 고추의 매운맛이 경기가 불황일 때 더욱 인기가 높다는 점이다. 경기가 불황이 되면 사람들은 우울한 기분이 엄습하는데 이를 매운맛으로 달래려 하기 때문이다. 이는 한의학적으로 볼 때 일리가 있는 말이다. 매운맛은 나쁜 기운을 발산하는 성향이 있어 마음 속에 고여 있는 우울함을 해소시키는 역할을 하기 때문이다. 따라서 경기가 어려울수록 사람들은 우울해지고 이를 해결하기 위해서는 고추를 찾게 되는 것이다. 뿐만 아니라 비가 오거나 날씨가 흐린 날에는 특히 매운 음식이 그리워지는 것도 날이 궂음에 따라 사람들의 마음이 우울해지면서 매운 것을 찾는 이치가 같다.

고춧가루에는 우울함을 해소시키는 역할만 있는 것이 아니라

통증을 완화시키는 효과도 있다. 한방에서는 고추가 통증을 완화하는 작용을 이용해 신경통이나 관절통에 고춧가루로 뜸을 뜨기도 한다. 실제로 매운 고추를 유난히 좋아하고 많이 먹는 사람은 고추를 싫어하거나 먹지 않는 사람들에 비하여 웬만한 통증에도 둔감한 편이다. 따라서 고추를 먹는 나라의 사람들이 먹지 않는 나라 사람들보다는 고통을 참는 인내력이 강하다. 그만큼 고추를 먹는 사람들은 고추를 먹지 않는 사람들에 비해 튼튼하고 열정을 가졌다.

실제로 고추를 즐겨 먹는 한국이나 태국, 멕시코, 인도 등의 국민들은 고추를 먹지 않는 다른 나라 국민들에 비하여 인내력이 강하며 열정이 넘친다. 일부의 학자들은 이러한 고추를 먹는 나라의 국민적 특성에 관련하여 고추에 대한 연구를 하던 중 1940년대 후반에 이르러 고추의 캡사이신이 처음에는 강한 매운 자극을 주지만 시간이 지나면서 오히려 고통을 진정시키는 작용을 한다는 사실을 밝혀냈다.

캡사이신은 피부와 혀에서 열과 고통을 느끼는 부위를 자극한다. 흥미롭게도 뇌는 고추의 매운맛을 화상으로 인식한다. 캡사이신의 진통작용은 체내 신경말단에서 통증 전달물질로 알려진 'P물질'을 유리하여 고갈시킴으로써 그 효과를 나타내는 것으로 규명되었다. 그 후 캡사이신 유도체를 합성하여 새로운 진통제를 개발하기 위한 연구가 활발하게 추진되었다.

캡사이신을 이용한 진통제의 연구는 캡사이신 유도체 합성에 연구의 초점을 맞추어 진행하여 캡사이신이 사람에게 너무 매운 단점을 보완하고, 진통효과가 7~9일이나 계속되는 등 지속시간이 너무 긴 문제를 해결하기 위해서 고민하였다.

1997년 미국 캘리포니아대의 한 과학자는 고추의 캡사이신과 결합해 통증을 전달하는 수용체인 VR1을 발견했다. 유전자 조작으로 VR1 유전자를 제거한 생쥐가 고춧물을 아무렇지도 않게 마시며, 고통스러울 정도의 열기도 잘 참아내는 사실을 발견했다. 이런 결과를 바탕으로 과학자들은 새로운 진통제 개발에 나서게 되었다.

1999년 말, 한국화학연구소는 동아제약연구소와 협력하여 이런 단점을 극복하고, 강력한 활성을 가지면서도 부작용이 적은 신물질의 개발에 성공하였다. 이른바 비마약성 진통제인 'DA-5018'을 개발하였는데 이 물질은 캡사이신 유도체이면서도 기존 캡사이신 계열 화합물과는 달리 자극성이 적으며, 대상 포진 후 통증이나 당뇨성 신경통 등에도 적용할 수 있는 길이 열리게 되었다.

고추는 향신료나 핫소스를 만드는 데 사용하기도 하며, 직접 음식에 넣어 고추의 매운맛을 음식에만 사용하기도 하지만 생활 속에서도 다양하게 활용되어지고 있다. 특히 고추의 캡사이신이 가지고 있는 통증을 완화하는 성질을 이용하여 진통제를 만드는데도 사용하며, 심지어는 살균작용을 이용하여 방부제 원료나 외용약 등으로 널리 쓰인다. 뿐만 아니라 한방에서는 보온효과를 내는 것을 이용하여 발한제로도 사용하며, 매운맛이 소화를 촉진시키고 침샘과 위샘을 자극해 위산 분비를 촉진시키는 작용을 이용하여 식욕촉진제로도 사용한다. 뿐만 아니라 강한 독성을 이용하여 회충, 요충의 구충제로도 쓰인다. 뿐만 아니라 유기농 농사법에서도 고추의 매운맛을 발효시켜 광범위하게 해충 방제용으로 사용하고 있다.

03 암에 좋은
캡사이신

KBS TV의 〈생로병사의 비밀〉이란 프로그램에서 빨간색이나 보라색의 과일과 야채가 암에 좋다는 내용을 방영한 적이 있다. 빨간색의 대표적인 야채로 토마토를 꼽고, 보라색의 대표적인 과일로 포도를 들고 있다. 이와 함께 빨간색 고추, 사과, 적포도주, 체리, 블루베리 등이 암을 예방하는 식품으로 속속 밝혀지고 있다. 더욱이 고추는 암을 예방할 뿐 아니라 암 전이도 억제하고 암세포를 죽이기까지 하는 것으로 밝혀지고 있다.

한국인에게 유난히 많은 병이 위장병과 위암이라고 한다. 아마도 우리는 고추가 든 매운 음식을 많이 먹기 때문이리라. 너무 매운 음식으로 위에 자극이 지속되다 보니 염증이 생기고 결국은 암으로 발전한다는 논리 아닐까? 흔히 자극성이 있는 매운 음식의 섭취가 위 점막을 손상시켜 만성 위염의 원인이 되고, 결과적으로 높은 위암발생률을 보인다고 인식되어 왔다. 그러나 이에 대한 직접적인 증거는 없고, 속설과는 달리 통상적인 고추 섭취량으로는 위 점막을 손상시키지 않는다.

오히려 고추 섭취가 상대적으로 많은 나라 사람은 고추 섭취가 상대적으로 적은 나라 사람보다 위암이나 대장암의 발생률이 훨씬 낮은 통계 결과가 있는데, 이는 고추의 캡사이신이 위의 운동을 촉진하고 위 점막을 방어하기 때문인 것으로 추정된다. 우리 민족과 마찬가지로 매운 음식에 대한 선호도가 높은 멕시코에서 실시된 역학조사 결과도 고추의 섭취량과 위암 발생률과는 별 관계가 없는 것으로 나타났다.

실제로 한국인의 고추 섭취량과 위암 발생률이 상관없다는 조사 결과는 이미 1990년대에 보고된 바 있고, 오히려 실험적으로 유도된 위궤양의 발생을 억제하는 효과가 있다고 한다. 또한 고추 섭취가 상대적으로 많은 싱가포르, 말레이시아, 인도에서는 다른 남방국가보다 위암 발생률이 오히려 더 낮은 것으로 나타났다. 매운 고추가 암을 일으키는 것이 아니라 오히려 암을 예방할 수 있다는 것을 반증하는 이야기다.

한편 캡사이신을 실험쥐에게 투여해보았더니 위 점막이 손상하는 것을 방지하는 효과를 나타냈다. 이것은 캡사이신이 배양

된 헬리코박터의 증식을 억제하여 위 점막 손상이 예방될 가능성이 있음을 시사한다.

영국 노팅엄대학 의과대 티모시 베이츠 교수 연구팀은 캡사이신이 암세포에서 에너지를 생명활동에 필요한 형태로 전환시키는 미토콘드리아는 파괴하지만 건강한 세포는 건드리지 않는다는 사실을 밝혀냈다. 이로 인해 고추의 매운맛을 내는 성분인 캡사이신이 암세포의 미토콘드리아를 파괴해 암세포를 죽음에 이르게 한다는 것이 밝혀져 항암제 개발의 시간과 비용을 단축시키게 됐다.

우리나라에서도 서울대 약대 서영준 교수가 고춧가루의 매운맛을 내는 성분인 캡사이신이 항암 효과가 뛰어나다는 것을 밝혀냈다. 서 교수팀이 피부암 세포를 주사한 쥐에게 캡사이신을 발라주자 그중 60%만이 피부암으로 발전했다. 그러나 캡사이신을 발라주지 않은 쥐들은 100% 피부암이 발병되었다고 한다. 서 교수는 "캡사이신의 항암작용과 암세포 자살 유도의 원리를 알아내면, 캡사이신을 이용하여 항암 신약의 개발도 가능하게 될 것"이라고 말했다.

뿐만 아니라 국립 싱가포르대학 연구팀이 발표한 연구 결과를 보면 고춧가루가 위 점막을 보호하는 효과가 탁월하다는 사실을 입증했다. 이 연구팀은 아스피린이 위 점막을 헐게 하는 부작용이 있는 점을 이용해 캡사이신이 위 점막에 자극을 주어 위벽을 헐게 하는 것이 아니라 오히려 위점막을 보호한다는 것을 밝혀낸 것이다.

최근의 연구 결과들도 오히려 고추나 캡사이신이 위암을 발생시키기보다는 발암억제제 또는 항암제로 활용할 수 있다고 보고하고 있다. 캡사이신이 가지고 있는 효능 중에 항산화, 염증 억제작용을 효율적으로 활용하면 세포조직의 산화적 손상을 막고 종양 촉진이나 진행을 억제할 수 있다는 것이다.

요즘에는 식품 속의 화학물질 중 일부가 암 전이 억제에서 한 걸음 더 나아가 암세포를 죽게 할 수 있다는 점이 속속 밝혀지고 있다. 심지어 고추의 캡사이신이나 카레의 커큐민(카레의 노란 색소를 내는 강황의 성분)은 다양한 암세포를 스스로 유도하는 것으로 알려져 있다. 또 고춧가루에는 여러 가지 해로운 곰팡이와 효모를 죽일 수 있는 사포닌 계통의 효과가 있는 화학물질이 들어 있는 사실이 미국 농무부 농업연구청 과학자들에 의해 밝혀지기도 했다.

03 다이어트에 좋은 캡사이신

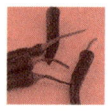
최근 일본의 젊은 여성들에게 김치가 주목을 받고 있다. 일본인들 사이에서 김치가 다이어트에 좋다는 이유로 김치에 대한 관심이 증가하고 있기 때문이다.

일본 사람들이 한국의 김치에 대해서 관심을 갖게 된 동기는 일본의 한 식품회사가 한국 여성들이 날씬한 것은 고추가 든 김치를 매일같이 먹기 때문이라는 사실을 강조하면서 고추에 들어 있는 캡사이신의 다이어트 기능을 소비자에게 적극적으로 알렸기 때문이다. 뿐만 아니라 일본의 한 방송사는 한국에 직접 찾아가 김장 담그는 장면을 다큐멘터리로 촬영해 보도하기도 하고, 각종 연예오락 프로그램에서 김치의 비밀을 찾는다는 토픽을 내세워 그 기능성을 선전하기도 했다.

이처럼 일본 내에서 김치에 대한 인기가 높아진 것은 텔레비

전에서 김치를 밥과 함께 먹으면 더욱 맛있다는 선전이나 김치찌개 소스를 마치 일본식 샤브샤브처럼 맛있게 먹는 젊은이들 모습을 담은 광고가 여러 차례 나왔기 때문이다. 이로 인해 일본인은 매운맛에 익숙하지 않지만, 김치에 맛을 들이면서 점점 자극적인 매운맛을 즐기게 되었다. 특히 매운맛이 다이어트와 피부미용에도 효과가 있는 것으로 알려지면서 젊은이들 사이에서는 주기적으로 한국 식당을 찾아 매운 음식을 즐기는 사람이 점점 늘어나고 있다. 여기에 고추의 매운맛이 열을 낸다고 알려지면서 온돌이 아닌 일본 가옥의 구조상 냉증을 많이 가지고 있는 일본 사람들 사이에서 인기를 얻고 있으면서 고추가 다이어트에 좋다는 것이 널리 알려져 있다.

이러한 이유로 일본에서 고춧가루 시장이 형성되고 있으며, 고추를 원료로 한 건강 보조식품도 인기를 끌고 있다. 이로 인해 고추 다이어트가 유행하고 각종 고추 성분의 약이나 음료 등이 등장했다. 또한 김치 맛을 넣은 매운맛의 낫토(納豆)까지 개발됐다. 도쿄 혹은 오사카에서나 겨우 찾을 수 있던 김치는 이제 일본의 어느 지역에나 있는 슈퍼마켓이나 '콤비니(편의점)'에서도 구입할 수 있다.

일본 여성들에게 가장 관심 있는 항목이 바로 김치가 주는 다이어트 기능이다. 김치가 다이어트에 좋다는 것을 구체적으로 이야기한다면 김치 자체가 다이어트의 기능이 있다기보다는 김치에 들어 있는 고추가 그러한 역할을 수행하고 있는 것이며, 더 정확히 말한다면 고추 안에 들어 있는 캡사이신 때문이다. 그러나 과연 고춧가루를 먹는 것만으로도 살이 빠질까? 그냥 듣기만 하면 조금 황당할 수도 있는 다이어트 법이긴 하지만 이는 어느 정도 근거가 있는 이야기다.

실제로 동덕여대 식품영양학과의 연구 결과에 의하면 사람에게 고추발효 추출물을 8주 동안 먹였더니 체중 2.7kg과 체지방 1.8kg이 각각 감소하였다고 한다. 이유는 고추는 칼로리가 낮고 식이섬유와 칼슘이 많아서 다이어트에 많은 도움이 되기 때문이다.

최근 일본에서 고추 다이어트가 유행하고 각종 고추 성분의 약이나 음료 등이 등장한 것과는 별개로, 우리나라에서는 군산대학교 식품영양학과의 주종대 교수가 에너지 소비량을 높이는 방법을 오랫동안 연구해왔다.

다이어트란 원래 에너지의 섭취량보다 소비량을 늘려 살이 찌는 것을 막고 체중을 줄이는 방법을 말한다. 즉, 에너지 섭취량에서 소비량을 뺀 결과가 0인 상태이면 체중에 변화가 없지만, 에너지 섭취량이 많거나 반대로 소비량이 더 적으면 살이 찌게 된다는 원리다. 따라서 고추에 들어 있는 매운맛인 캡사이신이 지방을 연소하는 효과가 있으며, 캡사이신을 이용하여 에너지 소비량을 늘려야 한다.

　매운 것을 먹을 때 몸에서 열이 나고 땀이 흐르는 것은 캡사이신 성분이 몸속의 지방을 연소해준다는 증거이며, 몸을 움직이거나 운동을 하면 캡사이신이 지방을 연소해 이것을 에너지로 사용하게 된다. 즉, 서양에 비해 우리나라의 비만 인구가 적은 이유 중의 하나도 매운 음식을 즐기기 때문이라고 한다. 따라서 생고추뿐 아니라 고춧가루나 고추장 등의 매운맛 성분이 들어 있는 음식을 꾸준히 먹으면서 운동을 병행하면 확실히 살이 빠지는 효과를 볼 수 있다.

　결론적으로 우리는 운동을 해야 에너지가 소비되어 다이어트가 된다고 생각하는 반면, 주 교수는 기초 대사량을 늘리거나 열 발생 시스템에 의해서도 에너지가 소비될 수 있다는 점에 초점을 맞추어 고추의 매운 성분이 지방을 연소하는 효과가 있음으로 다이어트에 효과가 있다고 주장했다. 우리나라 사람들이 좋아하는 고추를 살이 빠지는 중요한 식품으로 꼽을 수 있는 것도 바로 이런 이론에서 발전된다.

05 고추로 하는 다이어트

고추의 캡사이신은 매운맛을 내는 화학물질로서 이 성분이 바로 우리 몸의 지방을 어느 정도 분해하거나 땀을 흘리며 운동하는 효과를 내주는 역할을 한다. 그래서 고추장이나 매운 고추를 먹으면 살이 빠지는 데 도움이 된다. 매운 것을 먹을 때 이 캡사이신 성분이 몸속의 지방을 연소해주므로 몸에서 열이 나고 땀이 흐르는 것이다. 몸을 움직이거나 운동을 하면 캡사이신이 지방을 연소해 이것을 에너지로 사용하게 된다. 즉, 서양에 비해 우리나라에 비만 인구가 적은 이유 중의 하나도 매운 음식을 즐기기 때문이라고 할 수 있다. 따라서 생고추뿐만 아니라 고춧가루나 고추장 등의 매운맛 성분이 들어 있는 음식을 꾸준히 먹으면서 운동을 병행하면 확실히 살이 빠지는 효과를 볼 수 있다.

매운 고추를 통해서 다이어트를 하고 싶다면 하루 세 끼의 식사 중 최소한 하루에 두 번 정도는 고추로 만든 음식을 정해진 시간에 먹는 것뿐만 아니라 전체적인 식사 조절과 함께 달리기나 체조, 스트레칭 등의 운동을 꾸준하게 병행해야 한다. 즉, 하루에 매운 고추를 5개 정도는 꾸준히 먹어야 한다.

고추 다이어트에 가장 효과적인 음식은 역시 매운 고추가 들어 있는 한식이 최고다. 한식에는 거의 대부분 고춧가루가 들어 있는데, 그중에서도 매운 고춧가루가 듬뿍 들어간 찌개류나 탕류, 고추장으로 비벼 먹는 비빔밥이 좋다. 고춧가루가 들어 있지 않더라도 고춧가루를 넣어 먹거나 매운 풋고추를 먹으면 효과는 마찬가지다. 매운맛을 싫어하는 사람들이 고추 다이어트를 하려면 음식을 만들 때 피망이나 파프리카 등 고추 종류이면서도 별로 맵지 않은 재료를 활용하는 것도 좋은 방법이다.

고추가 다이어트에 좋다고 해서 고추만 먹는 다이어트는 좋지 않다. 뿐만 아니라 아무리 고추가 든 음식이라도 과식하거나 과잉 섭취를 하게 되면 효과가 떨어진다. 고추의 캡사이신은 체내에서 잘 흡수되지 않는 데다 매운맛이 식도, 위, 장을 거쳐 배설될 때까지 자극을 주므로 위장 장애 및 설사를 일으킬 수 있기 때문이다.

위가 약한 경우나 매운 것을 싫어하는 사람들은 매운 고추를 다량 섭취할 경우 위에 부담을 줄 수 있으므로 고추를 이용한 다이어트 법은 피하는 것이 좋다. 따라서 매운 것을 무조건 많이 먹는다고 다이어트에 더 큰 효과를 볼 수 있는 것은 아니다. 특히 위경련, 위염, 위궤양 환자는 매운 음식을 피하는 것이 좋으며 열이 많은 임산부는 매운 음식을 많이 먹으면 아기가 태열에 시달릴 수 있으므로 조심해야 한다.

그러나 무엇보다 중요한 것은 고추만을 먹고 다이어트를 꿈꾼다는 것은 무리가 많다. 따라서 다이어트는 체질을 개선하는 것이 중요한데 체질개선은 단지 식이요법에 의한 것보다는 꾸준한 운동과 끼니를 거르지 않는 식사습관이 중요하다. 다이어트의 기본 원칙은 다른 영양분인 탄수화물과 단백질, 지방을 먹되 양의 조절이 무엇보다 중요하기에 고추 이외에 다양한 음식 섭취를 통해 탄수화물과 지방의 양을 줄여 나가야 한다.

따라서 고추 다이어트로 성공하려면 매운 고추뿐만 아니라 고춧가루나 고추장 등의 매운맛 성분이 들어가 있는 음식을 꾸준히 먹으면서 운동을 병행해야만 확실히 살이 빠지는 효과를 볼 수 있고 다이어트에 성공할 수 있다.

고추 외에도 고춧가루, 고추장, 칠리소스, 핫소스, 살사소스, 파프리카 스파이스, 타바스코 소스, 두반장 등도 음식에 넣어 먹거나 요리할 때 사용하면 다이어트에 도움이 된다.

스트레스 해소에 좋은 캡사이신

요즘 우리 사회는 우울한 뉴스들로 가득 차 있다. 불황이라는 말을 들은 지 오래인데 시간이 지날수록 불황의 골은 깊어지고 있다. 청년실업이 넘쳐나고, 물가상승에 주가 폭락 등으로 농촌도 도시도 불황의 그늘에서 힘겨운 나날을 보내고 있다. 이처럼 사회적으로 어려운 일이 생기게 되면 사람들은 스트레스를 느끼게 된다.

또한 평상시에도 일이 뜻대로 되지 않거나, 속상하고 답답한 일이 생기게 되면 스트레스를 받기 쉽다. 스트레스는 단순히 정신적으로 흥분 상태나 긴장 상태만을 유지하는 것이 아니라 피를 진하게 하고 그로 인해 암을 발생시키는 원인이 되어 결국에는 사망에 이르게 하는 원인으로 등장한다. 그래서 사람들은 건강에 치명적인 스트레스를 해결하고자 운동을 하거나, 음악이나 영화를 보기도 한다. 그러나 스트레스를 날리는 데 가장 쉽게 할 수 있는 것이 바로 먹는 것을 통한 스트레스 해소 방법이다. 먹는 것을 통한 스트레스의 해소 방법은 스트레스를 발산시킬 수 있는 자극적인 매운맛을 보는 것이 매우 효과적이다.

실제로 사람들은 우울해지거나 스트레스를 느끼게 되면 자신도 모르게 매운 음식을 찾게 된다. 그래서 매운 떡볶이에 눈물이 나게 매운 낙지볶음, 불같이 매운 닭요리, 입안을 얼얼하게 하는 카레, 혀가 아려서 꼬이는 기분을 들게 하는 불갈비처럼 온통 매운 고춧가루를 풀어 만든 요리가 인기를 얻고 있다. 더욱이 경기가 어려울 때일수록 매운맛을 내는 요리가 더욱 인기를 얻고 가고 있으며 메뉴가 추가 되고 있다.

일반적으로 매운 음식을 먹으면 얼굴이 화끈거리고 온몸에 열이 나면서 땀이 솟게 된다. 마치 운동하고 난 직후처럼 몸에서 땀이 배출되고 몸을 개운한 상태가 되게 한다. 과학적으로도 고추의 매운맛은 신체의 신진대사를 활발하게 하고 혈류량을 증가하는 등 운동의 효과와 개운한 느낌을 준다. 이것은 고추의 캡사이신 성분이 인간의 교감신경계를 자극시켜서 지방분해를 촉진시키고 이어 열 생산을 증가시키면서 에너지 소비를 높여주기 때문이다. 더욱이 뇌신경을 자극하여 우리 몸을 즐겁게 하는 엔돌핀을 분비시켜 스트레스를 해소시켜주는 역할을 한다.

고추는 이와 같이 우리 인체에서 땀을 내는 등 기운을 발산하고 확산시키는 작용을 하여 몸에서 느끼고 있는 스트레스를 해소하는 데 도움을 준다. 또한 혈액순환을 촉진하여 우울하고 침체된 기분을 해소시켜준다. 더불어 위장의 연동운동을 향상시키고 피부 땀샘을 확장하며, 호흡운동을 촉진시키고 열 발산에 의해 체내에 나쁜 기운들의 축적을 방지해주는 등 많은 작용을 한다.

결국 매운 음식을 먹게 되면 우리 몸이 마치 운동한 것과 같은 효과를 주고, 몸을 즐겁게 하는 엔돌핀을 분비시켜주므로 스트레스를 받았던 심신에 활력을 불어 넣어 스트레스를 해소해주는 효과를 가지고 있다. 따라서 우리가 우울해졌을 때 매운맛을 찾는 이유도 바로 매운맛으로 스트레스를 날린 경험을 가지고 있기 때문이다.

07 식욕을 돋워주는
고추

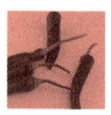매운 음식을 좋아하는 사람들은 고춧가루를 듬뿍 넣은 찌개나 탕을 먹는 동안 온몸이 더워지고 후끈후끈해져 땀을 뻘뻘 흘리면서 식사를 하게 된다. 그러면서도 '얼큰해서 시원하다', '맛있다' 는 표현을 하는 사람들이 많다. 왜 후끈한 고통을 느끼면서도 매운맛을 '시원하다', '맛있다' 라고 표현하는가, 궁금하지 않을 수 없다.

그 원리는 간단하다. 매운맛을 '맛있다' 라고 하는 과학적 원리는 고추를 먹으면 매운맛인 캡사이신은 입안의 침샘을 자극하여 입안에 침을 돌게 하고 체액 분비를 높여 식욕을 자극하는 효과를 가지고 있기 때문이다. 식욕은 일반적으로 공복 때의 일반적인 욕구상태인 허기와는 달라서 특정한 음식물을 선택하는 욕구를 가리킨다. 식욕은 허기에 의해서 1차적으로 발생하지만,

자연적·사회적 환경에 따라서 2차적 식욕의 결과로서 나타나는데 바로 매운맛은 식욕을 자극하여 먹고 싶은 욕구를 강하게 한다. 또한 캡사이신은 우리 몸의 기운을 발산하고 확산하는 작용을 통해 위액의 분비를 촉진하고 식욕부진을 해소하는 역할을 해준다.

또한 매운 고추의 빨간색은 가시광선 중 가장 강렬하고 굴절이 적은 색으로 뇌에 강렬하게 색인이 되기 때문에 빨간색만 보면 정열적이고 또한 자극적이 되어 뇌의 기억에 자리를 잡게 된다. 따라서 빨간색 음식을 먹고 느꼈던 맛있었던 기억이 있었다면 그것이 뇌에 기억으로 자리를 잡게 되면서 빨간색과 결합해 빨간색만 보면 맛있다고 생각하게 되는 것이다.

결국 빨간색 고추의 매운맛인 캡사이신은 이처럼 우리의 식욕을 돋우는 역할을 한다. 밥맛이 없어 식욕이 떨어졌을 때는 먼저 식사를 하기 전에 매운 음식을 먹게 되면 매운맛이 식욕을 자극하여 들어오는 음식을 맛있게 느끼게 해주는 효과를 가지고 있다. 뿐만 아니라 빨간 음식을 보면 시각적으로도 침샘을 자극하여 식욕을 느끼게 하여 먹고 싶은 강한 충동을 느끼게 하기 때문에 밥맛이 없을 때 매운 음식을 먹으면 식욕이 높아진다. 따라서 맛있는 집의 비결 중에 하나가 바로 음식을 주로 맵게 하거나 빨갛게 만드는 이유는 매운맛을 이용하여 손님들의 입맛을 강렬하게 자극하여 식욕을 느끼게 하기 때문이다.

 매운맛은 처음에는 고통으로 인식하지만 점점 시간이 지나면서 즐거움으로 바뀌고 그 즐거움은 점차 강한 매운맛을 원하게 된다. 처음에는 매운맛이 조금만 들어 있어도 매워서 한참 동안 입이 얼얼함에 매운 것을 먹지 말아야지 하면서도, 시간이 지나면 아픔은 다 잊게 되고 매운맛을 그리워하게 한다.

 결국 매운맛은 일반적인 때 찾는 것보다는 날씨나 분위기와 같은 특별한 외부적인 자극으로 인해서 우리의 머릿속에 기억된 매운맛이 주는 즐거움을 무의식적으로 찾게 되는 것이라 할 수 있다.

08 정력에 좋은 고추

사람들은 나이를 먹을수록 자연히 정력이 떨어져 정력을 증가시키고자 정력제를 찾곤 한다. 정력제라는 것은 남성의 성기능을 돋워주는 것으로서 이른바 성욕과 발기력을 증진시키는 약 또는 식품이라고 보면 된다.

정력제라는 이름은 의학적으로 '애프로디시악(aphrodisiac)'이라고 하며 어원은 그리스 신화에 나오는 미와 사랑의 여신 아프로디테(aphrodite)에서 기원한다. 본래 희랍 시대의 여신인 '아프로디테를 받드는 제사'라는 의미였으나 유명한 히포크라테스가 이를 '성 쾌락의 의미'라고 정의한 이후 최음약(催陰藥)의 이미지로 굳어져버렸다. 한의학에서는 미약(媚藥), 선약(仙藥), 영약(靈藥), 회춘약(回春藥), 애정약(愛情藥)이라고도 부른다.

현대의학과 한의학은 정력제를 다른 시각에서 보고 있다. 현대의학에서 말하는 정력제는 약이고 한의학에서 말하는 정력제는 식품이다. 사람들은 흔히 정력제를 비아그라와 같은 발기부전 치료제와 동일시하는 경향이 있다. 그러나 정력제는 치료제가 아닌 먹었을 때만 일시적으로 효과(위약효과)를 볼 수 있는 식품이다.

우리나라 사람들이 좋아하는 정력제로는 개고기, 지렁이, 뱀, 장어 등이 있는데 이 식품들의 공통적인 특징은 고단백질 육류라는 것이다. 인체의 고환에서 정자를 만들 때 다량의 단백질이 소요된다. 고단백질 식품을 먹게 되면 고환의 기능이 강화되어 정력이 세질 것으로 보고 많은 사람들이 이 식품들을 먹고 있으나 실질적인 효과는 입증되지 않은 부분이 많다.

음경의 발기 원리는 혈액순환이 잘되어 음경이 딱딱해지는 것이다. 혈액순환에 도움이 되는 약이나 식품이 정력제가 되는 것이다. 곧 정력제라고 한다면 혈액순환을 좋게 하고 남성호르몬을 적절히 분비시키며 신경 전달물질을 활성화하는 식품이다. 이처럼 생식능력과 성기능을 촉진시키는 대표적인 음식은 마늘과 고추, 생강이며, 김치에도 다량 들어 있다. 그러나 식품이나 약만 먹는 것보다는 혈액순환을 촉진하는 달리기와 같은 유산소 운동을 병행할 때 정력 증진의 효과를 볼 수 있다.

매운 고추가 정력제라는 사실을 아는 사람은 별로 없다. 고추의 매운맛을 내는 캡사이신에는 정력을 높여주는 성분이 함유돼 있다. 캡사이신은 중추신경을 자극해 부신피질에서 아드레날린 분비를 촉진시킨다. 이때 분비되는 호르몬은 모세혈관을 수축시킬 뿐만 아니라 심장박동을 높여 에너지 대사를 촉진시키지만 혈압은 별로 높아지지 않는다. 따라서 운동을 했을 때와 마찬가지로 몸속에 쌓인 지방을 에너지로 만들어주는 효과가 있다. 자연히 심장박동을 높여주기 때문에 피의 흐름이 원활해져 유산소 운동을 한 것과 같은 효과를 주므로 정력 증진에 도움이 된다.

특히 캡사이신은 에너지대사와 모세혈관 수축을 돕기 때문에 흥분제로서도 효과가 있다. 따라서 매운 음식을 먹으면 채소나 곡류를 먹었을 때보다 성에 대한 관심이 높아지고 빨리 흥분하게 된다. 또한 캡사이신은 체내 지방을 에너지로 소비시키기 때문에 정력을 높여줄 뿐만 아니라 다이어트와 노화방지, 그리고 혈액순환을 원활히 하는 데도 큰 효과가 있다.

한약재로 쓰이는 것들 중에는 이름부터 정력제품임을 강조하고 있는 것들이 꽤 많다. 그러나 한약재들의 많은 효과 가운데 정력과 관련이 있는 특정 성분을 마치 정력제의 화신처럼 떠받드는 것은 시간과 돈을 낭비하는 지름길이다. 이는 한의사나 의사 모두가 강조하고 있는 부분이다.

☑ 고추의 매운맛을 내는 유전자의 발견

2005년 세계 최초로 국내의 연구진에 의해 고추의 매운맛을 만들어내는 유전자가 발견되었다. 앞으로 매운맛을 내는 감자나 딸기도 볼 수 있게 되지 않을까? 서울대학교 농생대 식물분자 유전육종연구센터 김병동 교수팀이 '캡사이신(고추의 매운맛을 내는 화합물)'을 생성하는 유전자를 세계 처음으로 확인하는 데 성공했다.

김 교수팀이 발견한 유전자는 '캡사이신 신세테이즈(CS)'로 고추 생체 내의 여러 단백질을 매운맛의 원인물질인 '캡사이신'으로 최종 합성하는 작용을 한다. 수많은 식물 중 고추에서만 생성되는 캡사이신은 비만예방, 치료, 항암 및 항균 활성작용 등 의약적 효과가 크다고 알려져 있다. 따라서 CS유전자의 발견은 캡사이신을 이용한 진통제나 비만치료제 등 의약품 개발로도 이어질 수 있다고 한다. (농생명과학연구정보센터)

Part 5

알고 먹으면
더 좋은 고추

우리의 건강을 해치는
가짜 고춧가루

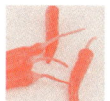 한때 일부 언론에서 가짜 고춧가루에 대한 문제를 심각하게 다루었다. 시중에 판매되는 '국산 태양초'라고 포장된 봉지들이 쌓여 있는데 그중에서 절반 이상이 마늘과 양파, 쌀가루 등으로 뒤섞인 고추 양념장에 파프리카의 빨간 색소를 넣어 말려서 빻은 것이었다. 중국에서 들여온 이런 값싼 고추 양념장들이 건조과정을 거쳐 순수 국내산 고춧가루로 둔갑한 것이었다. 맛을 보면 약간 짠맛이 나지만 고춧가루는 맛을 보고 사는 게 아니라 겉만 보고 사므로 소비자들이 속아서 살 수밖에 없어서 사회적으로도 심각한 파장을 던져 주었다.

뿐만 아니라 구두광택용으로 쓰이는 공업용 발색제를 고춧가루에 섞는 수법으로 가짜 고춧가루 100여 톤을 제조해 판매한 일당 9명도 경찰에 붙잡혔다. 이들은 공업용 착색료와 중국산

고춧가루 등을 혼합해 가짜 고춧가루 100여 톤을 만들어 서울과 경기도 일대 음식점에 유통시킨 혐의를 받았다. 특히 이들이 사용한 공업용 발색제는 섭취시 안면마비와 구토증세를 일으키는 유해물질인 것으로 확인되었다.

MBC TV의 〈불만제로〉에서 중국에서 수입되는 다진 양념의 실체를 취재한 내용이 방영됐었다. 한국에 수출하는 고춧가루 공장의 실태를 보면서 어이없었다. 한국에 다진 양념을 납품한다는 현지 공장에서는 다진 양념에 사용이 금지된 색소인 파프리카 원액을 섞고 있었다. 파프리카 원액은 저질 고추의 품질을 은폐하기 위해 쓰이기 때문이었다. 그리고 중국 공장에서 사용하는 고추는 정상적으로 우리가 보아왔던 빨갛게 잘 익은 태양초는 하나도 없었고 모두 병든 고추였다.

고추 자루는 아무데서나 나뒹굴고 그 자루 위를 더러운 신발을 신은 채 막 밟고 돌아다니고 고추를 씨를 발려내기 위해 빻는 과정은 아예 먼지가 풀풀 나는 맨바닥에 그냥 기계에서 찧어져 내려오고 있었다. 중국 사람들의 말 중에는 돈만 좋아하는 한국 사람들은 이런 것을 먹어도 싸다고 하는 내용도 있었고, 무조건 싼 것만 좋아하는 한국 사람들은 병충해로 썩어서 버려야하는 쓰레기보다도 못한 고추를 물을 들여 조제를 해서 수입한다는 현지 사람들의 말이 더 가관이었다.

중국에서 수입하는 것은 고춧가루가 아니라 다대기를 수입하고 있다. 중국에서 다대기를 수입하는 이유는 한마디로 고춧가루를 수입하게 되면 비싼 관세를 내야 하기 때문에 상대적으로 관세가 싼 다대기를 수입하는 고육지책인 것이다.

다대기는 고춧가루가 조정관세가 적용되도록 고춧가루 39%에 찐 밀가루, 마늘분, 양파분 등을 혼합해 만든 다진 혼합양념인 것이다. 더욱이 주로 중국에서 수입되는 다대기는 고춧가루에 비해 관세율도 낮고 가격도 3분의 1로 저렴하기 때문에 앞다투어 수입을 하였다. 뿐만 아니라 김치 공장들도 단가를 맞추려면 싼 중국산 고춧가루를 쓸 수밖에 없다고 한다. 더 큰 문제는 다대기가 외관상 고춧가루와 똑같고 일부 소비자들은 오히려 다대기를 말려 고춧가루로 둔갑시켜 파는 가짜 고춧가루를 진짜로 인식하여 소비자가 속아서 사는 경우가 많다는 것이다.

민주당 국회의원인 J의원도 식품의약품안전청으로부터 제출받은 '중국산 혼합양념 등의 수입신고 수리현황'과 '중국산 고춧가루 수입신고수리현황' 등의 자료를 상세히 분석한 결과, 중국으로부터 수입되는 대부분의 다대기가 대기업에서 생산하고 있는 고추장의 주원료로 사용되고 있었으며, 이들 기업은 다대기를 마치 일반 중국산 고춧가루를 사용한 것처럼 표기하여 소비자를 우롱하고 있다고 지적했다. 통계를 보면 실제로 2008년

1월부터 9월 29일까지 수입된 중국산 다대기는 1,321건에 37,010톤에 이르고 있으나, 같은 기간 고춧가루 수입량은 1%도 안 되는 300톤에 불과하다는 것을 보면 우리가 얼마나 많은 중국의 다대기 양념을 고춧가루로 사용했는지를 알 수 있다.

따라서 시중에서 구입하는 상당량의 고춧가루가 가짜라는 것을 의미하고 있으며, 시중에 유통되는 고춧가루가 들어가는 음식이나 식품들도 믿기 어려운 실정이다. 앞에서 거론했듯이 다대기는 중국에서 불결하게 만들어지는 데다 가짜 고춧가루를 속여 팔기 때문에 문제인 것이다. 물론 그런 것을 두려워해서 믿을 수 있는 곳에서 단골로 대놓고 사다 쓰는 사람들도 많은 걸로 알고 있다. 가짜 고춧가루를 사용하는 사람들이 내 가족 누군가가 먹을 수도 있는 먹거리를, 그것도 생명과 직결되는 건강을 생각한다면 어찌 눈을 뜨고 그런 것을 사들여올 수 있는지 의문스럽기만 하다. 그러나 눈앞의 이익만을 추구하는 몰지각한 수입업자들을 엄벌에 처하지 않는 한 이런 일은 계속 반복되리라 본다. 따라서 가짜 고춧가루를 먹지 않기 위해서는 좋은 고추나 고춧가루를 고르는 방법을 알아두어야 한다. 그래서 뒤에 좋은 고추나 고춧가루를 고르는 방법을 소개했다.

우리 가족의 건강을 위한
좋은 고추를 고르는 법

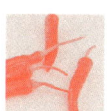 고추는 공산품이 아닌 농산물이기 때문에 어떻게 양육하고 말리느냐에 따라서 품질이 결정된다. 따라서 양질의 고추를 먹기 위해서는 좋은 고추를 고를 수 있어야 한다. 그러나 좋은 고추를 고르기란 쉽지 않다. 생산자나 상인도 좋은 고추를 알아보기 힘들다. 좋은 고추와 나쁜 고추를 고르는 방법은 다음과 같다.

● **좋은 고추의 구비조건**

일반적으로 좋은 고추의 맛은 매운맛과 단맛이 서로 조화를 이루는 매콤달콤한 것이 좋다. 과피가 얇은 것보다 두터운 것이 좋고 가루를 많이 낼 수 있지만, 요즘은 양달건조를 하기 쉬운 과피가 얇은 품종이 주류를 이룬다. 건조가 잘된 것은 광택이

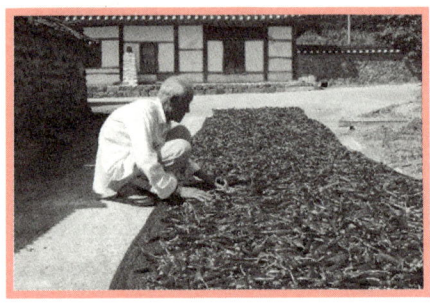
● 태양에 말리는 태양초

좋고 덜 말린 것은 탁한 빛이 난다. 고추를 흔들어봤을 때 고추씨 소리가 달각달각 하면 잘 마른 것이다. 과피가 얇은 것은 투명하고 색도가 좋으나 끝물 고추일 가능성이 높고 고춧가루가 거칠다.

과피가 두터운 것은 검어 보이나 가루가 많이 나고 맛이 좋으며, 제분하면 오히려 색이 좋다. 속심이 붉고 씨가 적을수록 좋다.

꼭지의 색깔로 선택하는 것은 금물이다. 양건을 하면 꼭지색이 하얗게 탈색되는 것이 정상이나 최근에는 탈색 기술이 발달하여 꼭지색이 하얗더라도 믿을 수 없다. 꼭지가 반만 탈색된 것이나 약간 탈색된 것이 오히려 품질이 좋을 수 있다. 이런 고추가 제일 맛이 좋지만 흔하지 않다.

● 좋은 풋고추의 구비조건

풋고추용으로도 최근 많은 품종들이 육성되어 판매되고 있다. 풋고추용으로는 초형이 직립형이나 반개장형으로 채광, 통풍 및 밀식(빡빡하게 심는 것)에 유리한 품종, 개화 시기가 빠르고 개화절위가 낮으며, 마디 사이가 짧은 품종, 과장이 길며, 긴원통형이면서 과실 표면이 진한 녹색으로 매끈한 품종, 낮은 온도, 햇빛이 부족한 조건에서도 개화 및 꽃가루 터짐이 잘되어 석과 발생이 적고 저온 신장력이 있는 품종, 단고추 계통은 토양의 건조, 낮은 온도 조건에서도 매운맛이 생기지 않는 품종, 역병, 바이러스, 반점세균병, 청고병 등에 견디는 힘이 있고, 습해에 강한 품종이 적당하고, 수출용일 경우는 수입국의 기호에 적합한 품종을 선택하여 재배하여야 한다.

- **좋은 고추를 고르는 방법**

	좋은 고추	나쁜 고추
좋은 고추	- 건고추·양건으로 표피가 매끈하고 주름이 없다. - 색이 선명하고 윤기가 있다. - 이물질과 탈락 종자가 없다. - 꼭지 부착상태가 양호하다. - 크기와 모양이 균일하다.	- 화건으로 과형이 균일하지 않고 구부러지고 주름이 많다. - 색이 균일하지 못하고 윤기가 없다. - 꼭지가 부러지거나 빠진 것이 있다. - 선별 상태가 불량하고 대소 혼합률이 높으며 건조 상태가 불량하다.
풋고추	- 크기와 모양이 균일하다. - 모양이 크고 깨끗하며 윤택하다. - 몸매가 날씬하고 과피는 질은 녹색을 띠며 매끈하고 두꺼우면서 연하다. - 1~7월의 출하품은 매운맛이 강하고 8~12월의 출하품은 매운맛이 약하다.	- 검은색, 연녹색 등 색이 일정하지 않다. - 과형이 구부러지거나 크기가 균일하지 않다. - 미숙으로 과피는 무르고 연하며 비릿한 풀 냄새가 난다. - 꼭지 상태가 좋지 못하거나 상처 등으로 깨끗하지 못하다.
홍고추	- 착색과 크기가 균일하다. - 밝은 적색으로 광택이 강하고 매끈하다. - 꼭지의 신선도가 양호하다. - 과피가 두껍고 통통하며 속의 씨앗이 적다.	- 푸른빛이 감돌거나 빛깔이 곱지 못하고 신선도가 떨어진다. - 곡과, 파손된 것, 푸른 것, 울퉁불퉁한 것이 혼합되어 있다.

03 말리는 방법에 따라
달라지는 고추의 맛

고추는 재배 시기의 일기와 기후에 따라 맛의 차이가 크다. 비가 많이 와서 일조량이 부족해지면 고추의 맛이 떨어진다. 따라서 그해의 일기와 기후가 좋지 못하면 좋은 고추의 수확을 기대하기 어렵다. 또한 고추는 건조하는 방법에 따라 맛과 향, 매운맛의 정도가 달라진다. 이처럼 말리는 방법에 따라 고추 맛이 달라진다는 사실을 알게된 것은 얼마 되지 않았다.

고추는 스스로 습기를 조절할 수 있어서 대기가 건조해지면 몸속의 습기를 방출하여 바삭바삭해지고 습도가 높으면 대기의 습기를 흡수하여 누글누글해진다.

따라서 고춧가루의 질은 건조 방법에 따라 판가름된다. 고춧가루는 원래 과피로 만드는 것이기 때문에 과피가 두꺼워야 하며, 과피가 얇은 것보다 두터운 것이 단맛이 높고 고춧가루가 많이 난다. 그러나 농가에서는 과피가 두꺼우면 말리기 어렵기 때문에 과피가 두꺼운 고추 품종보다는 양건을 하기 쉬운 과피가 얇은 고추 품종을 주로 재배하고 있다. 고추는 과육이 두꺼울수록 수분을 많이 보유하고 있으므로 말리지 않고서는 고춧가루를 내기 어렵다. 따라서 좋은 고춧가루를 내기 위해서는 고추를 완벽하게 건조시키는 것이 중요하다.

건조 방법에는 여러 가지가 있다. 건조 방법으로는 화건(불로 말리는 방법), 양건(햇볕과 바람을 이용하여 건조시키는 방법으로 일명 태양초라고 함), 원적외선(원적외선으로 말리는 방법), 자연건조(자연 바람에 말리는 방법), 저온건조(55~65℃로 저장하는 방법), 냉동건조 등이 있다.

화건은 60℃ 정도의 온도를 유지하는 건조실에서 말린 후 쪄서 하우스에 내어 햇볕에 말리는 방법이다. 하지만 이미 쪄낸 고추이므로 김치를 담글 때 쓰면 물러지기 때문에 그리 권장할 만한 방법은 못 된다.

또 40℃ 정도의 온도를 유지하는 건조실에서 3~4일 정도 바람에 건조시킨 후 하우스에 내어 건조시킨 것이 있다. 태양초라고 판매되는 것은 대부분 건조실에서 반건조를 한 다음 하우스에 내어 말린 것들이다. 그래도 이런 고추는 찌지는 않기 때문에 태양초를 살 수 없다면 이 고추를 사는 것도 좋다.

　화건보다는 양건이, 양건보다는 원적외선이 좋다. 원적외선으로 말린 고추의 색깔은 밝고 균일하게 건조되어 품질이 우수하다.

　마른 고추를 밝은 햇빛에서 보았을 때 고동색(밤색)보다는 진빨강이 좋다. 주로 고동색으로 보이는 계통은 동남아 계통이고 진빨강은 북방계통으로 토종 고추의 교배종이라고 할 수 있다.

　햇빛을 가리고 보았을 때 투명도가 너무 밝은 것보다는 진해 보이는 것이 좋다. 건조가 잘된 것은 표면의 광택이 좋고 덜 마른 것은 탁한 빛이 난다. 고추를 흔들어봐서 고추씨 소리가 달각달각 들리면 잘 마른 것이다. 과피가 얇은 것은 속이 투명하고 색도가 좋으나 끝물일 가능성이 높고 거친 고춧가루를 낸다. 또한 고추 안에 곰팡이가 피어 있을 가능성이 높기 때문에 고추를 잘라 보았을 때 속에 곰팡이가 나지 않는 것으로 골라야 한다.

　고추를 따기 시작하는 시기에는 비가 많이 온다. 비 올 때 말린 고추는 속에 곰팡이가 생기기 쉽다. 이 고추로 김치를 담그면 김치가 물러질 수 있다. 따라서 오랫동안 비를 맞히지 않고 햇빛에만 말린 태양초를 사는 것은 쉽지 않은 일이다.

　고추는 출하시기도 중요한데, 지방에 따라 약간씩 다를 수 있지만 맞물고추라고 불리는 것은 처음 딴 고추가 아니라 두 번째

딴 고추이다. 고추의 품질은 첫 번째로 딴 것보다는 두 번째로 딴 고추가 제일 좋다. 펌프를 이용해 우물의 물을 끌어낼 때도 처음에 나온 물보다는 조금 후에 나온 것이 건강에도 좋은 것처럼 고추도 두 번째로 딴 것이 첫 번째로 딴 것보다 더욱 영양가치가 높다.

태양초는 햇볕에 말려도 꼭지가 노랗지 않은 경우가 있기 때문에 꼭지보다 고추의 뾰족한 부분을 보고 고르도록 한다. 태양초는 고추의 뾰족한 부분이 대개 십자 모양으로 되어 있다.

04 맛있는 고춧가루 고르기

고춧가루는 이미 고추를 분쇄하여 시장에 출하된 것이기 때문에 좋은 고춧가루인지 나쁜 고춧가루인지 선별하기란 쉽지 않다. 고추가 너무 마르거나 씨의 함량이 많으면 색이 엷어지고 눅눅해진다. 물과 소금을 첨가하면 고춧가루의 색이 검붉고 진해진다. 뿐만 아니라 제분기계에 따리, 제분 때 씨의 함량에 따라서도 색이 달라진다. 따라서 고춧가루의 색만 보고 고추를 선택하는 것은 의미가 없으며 믿을 수 있는 생산자에게 구매하는 것이 가장 좋은 방법이다.

그렇지 않은 경우에는 좋은 고춧가루인지 아닌지를 분별하는 방법을 알고 사도록 한다. 고춧가루의 품질을 따져보는 방법에는 크게 2가지가 있다. 하나는 말리는 방법에 따른 고추 선별 방법이고, 또 하나는 고춧가루로 몇 가지 실험을 해보는 과정에서 선별하는 방법이다.

　고춧가루는 태양초라고 하여 태양에 말린 고추로 만든 것이 가장 좋다. 그러나 햇볕을 충분히 받아야 태양초가 되기 때문에 태양초를 만드는 것은 쉽지 않다. 따라서 화건을 사용하여 고추를 태양초와 비슷하게 만들곤 한다.

　과피가 두터운 것은 검은 듯하게 보이나 가루가 많이 나고 맛이 좋으며 제분한 후가 오히려 색이 좋다. 또한 고춧가루를 빻을 때 이물질을 첨가하거나, 씨를 포함하느냐, 꼭지를 포함하느냐에 따라 고춧가루의 질이 결정되기 때문에 색깔이나 입자만 보고 고춧가루를 선택하는 것은 무리가 있다. 오히려 고춧가루를 살 때 유난히 붉은 빛이 곱게 나는 것은 이물질이 들어 있을 확률이 높다는 것을 나타내기 때문에 피하는 것이 좋다.

　좋은 고춧가루를 선택할 때 외형적인 모양에 의하여 선택하기보다는 다음과 같은 실험을 해보는 것이 좋다.

■ 우선 고춧가루 1찻숟가락을 유리컵에 담은 후 식용유를 고춧가루가 잠길 만큼 붓고 이것을 프라이팬에 넣고 끓인다. 그 후 고춧가루 양보다 3~4배 많은 물을 부은 후 색깔을 보면 고춧가루가 좋은 고춧가루인지 나쁜 고춧가루인지를 판별할 수 있다. 이때 인위적인 색으로 물들인 고춧가루는 핏빛의 새빨간 색

을 띠나 순수한 고춧가루는 노란빛을 띠는 붉은색이 난다.

■ 고춧가루를 두부와 함께 끓인 다음 두부만을 꺼내 깨끗한 물에 담가 둔다. 이때 두부가 깨끗해지면 진짜 고춧가루이며 붉은 물이 들어 빠지지 않으면 인위적으로 물들인 것으로 볼 수 있다.

● 고춧가루를 내는 방법

고춧가루는 직접 사서 먹는 것보다 직접 고추를 산 후 빻아서 먹는 것이 좋다. 고추는 꼭지를 어떻게 따는지, 씨를 얼마만큼 제거하고 빻는지에 따라서 수율과 가격이 달라진다. 따라서 시중에서 판매되는 고춧가루 중에서는 양을 많이 늘리기 위해서 고추꼭지와 고추씨를 함께 빻는 경우가 많다. 뿐만 아니라 고추를 빻은 과정에서 쇳가루나 여러 가지 불순물이 많이 들어가므로 직접 고추를 사서 빻는 것이 건강상 권장할 만한 일이다.

물론 고추를 직접 사서 집에서 말리는 것이 가장 좋지만, 시간과 수고가 많이 들기 때문에 고추를 말린 것을 직접 사서 빻는 것이 간편하다. 고춧가루를 사는 것보다 직접 고추를 사서 빻는 것은 여러 가지 이점이 있다. 좋은 고추제품을 골라서 안전하게 빻을 수 있기 때문에 가족의 건강을 직접 챙길 수 있어서 좋고, 고추를 빻을 때 용도에 따라 고추씨를 얼마만큼 넣고 할 것인지, 고추는 어떻게 빻을 것인지 직접 결정할 수 있어서 좋다.

고추를 직접 사서 빻는 것이 힘들다면 믿을 만한 사람에게 부탁하는 것도 좋다. 지금 산지에

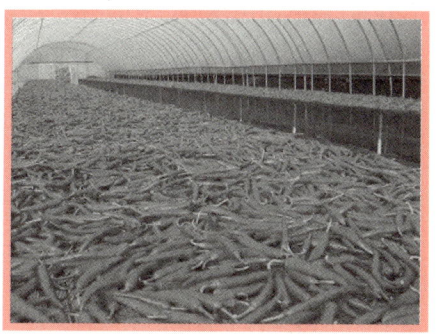
● 양건의 방법으로 건조되는 고추들

서 말리지 않은 홍고추는 4kg에 6,500원에 거래되고 있다. 태양초는 1근(600g)에 10,000~12,000원에 거래되고 있으나 앞으로의 상황에 따라 가격이 달라질 수도 있다.

● 고추와 고춧가루의 보관법

아무리 말린 고추라 할지라도 공기 중에 오래 방치해두면 캡사이신 성분이 서서히 증발해 비타민의 효능이 떨어진다. 따라서 고춧가루는 밀봉하여 냉동실에 보관하는 것이 가장 좋다.

고추를 냉동실에 보관하기 어려울 때에는 비닐 봉투에 담아 밀폐한 후 그늘진 곳에 보관한다. 햇볕에 방치하면 캡사이신 성분이 더 빨리 증발하기 때문이다. 고추는 습기에 약하므로 습도가 높은 곳에 보관하는 것은 적당하지 않으며, 적당한 습도는 14% 정도 유지하는 것이 좋다. 밀봉을 하지 않고 공기에 접촉될

시에는 색깔의 변형과 곰팡이와 나방벌레가 생기기 쉽다.

  고춧가루도 마찬가지로 온도가 높을 때 곰팡이가 피고 변질되기 쉬우므로 냉장보관해야 하며, 오래되면 딱딱하게 굳어지며 색깔이 검게 변하므로 바로 사용하는 것이 좋다. 평상시 김치를 담글 때에는 고추를 바로 빻아서 사용하거나, 물에 불려 갈아서 사용하면 좋다.

고추의 화려한 변신 **05**
고추장

고추를 이용한 요리가 우리나라만큼 발달한 나라도 없다. 다른 나라에서는 고추가 주 요리재료로 사용되기보다는 향신료나 양념으로 사용하는 경우가 많다. 그러나 우리나라에서는 고추를 고추전, 고추장아찌, 고추김치 등 요리의 주재료로 사용하는 것은 물론 고추장이나 김치의 기본 양념으로도 사용하고 있다.

고추가 한반도에 들어왔을 때 이미 된장이나 간장과 같은 장류를 즐겨 먹었던 조상은 고추를 그냥 두지 않고 된장을 만들던 콩 가공기술을 이용하여 고추장이라는 멋진 작품을 만들었다. 이제 고추장은 한국인이라면 누구나 즐겨 찾는 필수 장류가 되었고, 외국에 나갈 때에도 꼭 챙겨가는 필수 부식이 되었다.

고추장은 녹말이 가수분해 되어 생성된 당의 단맛과 메주콩의 가수분해로 생성된 아미노산의 구수한 맛과 고춧가루의 매운맛이 절묘하게 조화된 걸작이라고 할 수 있다. 고추장은 녹말, 고춧가루, 메줏가루, 소금, 엿기름물 등을 사용해서 만든다. 그중 녹말의 원료로는 일반적으로 찹쌀가루를 많이 사용하며, 멥쌀가루, 보릿가루, 밀가루 등을 사용하기도 한다.

고추장의 원료는 시대나 지역에 따라 차이를 보인다. 영조 때 이표가 쓴 《수문사설》(1740)에는 식치방에 기록된 '순창 고추장 제조법'을 보면 순창지방에서 고추장을 담글 때는 전복, 큰 새우, 홍합, 생강 등을 첨가하여 제조하였다는 기록이 있다. 뿐만 아니라 오늘날에도 지역별로 보리고추장, 수수고추장, 팥고추장, 고구마고추장, 마늘고추장, 대추찹쌀고추장 등 다양한 고추장이 만들어지고 있다. 고추장의 제조방법 또한 조금씩 차이가 있지만, 일반적인 제조방법을 소개하면 다음과 같다.

● 고추장 만드는 방법

■ 찹쌀가루를 반죽하여 삶아 건진 후 양푼에 담아 물을 첨가하여 기포가 나도록 쳐서 질게 풀어준다.

■ 엿기름은 따뜻한 물에 불려 가라앉힌 후 고운체에 받쳐서 엿기름물을 만들고 찹쌀을 끓인 물에 타서 삭힌다. 삭힌 엿기름물은 다시 끓여 양푼에 질게 풀어준 찹쌀과 섞어서 익힌 후 고

춧가루를 넣어 충분히 저어주며 끓인다.

■ 메줏가루를 넣어 골고루 섞이도록 잘 저어준 후 항아리에 담아 일주일가량 햇볕에 말려 표면이 마르면 소금을 뿌려준다.

● 고추장의 영양

고추장은 맛뿐만 아니라 단백질, 지방, 비타민 B_2, 비타민 C, 카로틴 등과 같이 유익한 영양성분을 많이 함유하고 있는 건강식품이기도 하다.

고추장에는 소화를 촉진시켜주는 효과가 있는데 이는 고추장이 가지고 있는 고활성의 전분 분해효소와 단백질 분해효소 때문이다. 뿐만 아니라 고추의 캡사이신은 다이어트 외에도 암을 예방해주는 역할을 한다. 일반 고추보다는 숙성시킨 고추장이 암 예방에 더욱 효과가 있다. 이러한 효과는 고추장이 발효될수록 높아진다.

● 고추와 고추장 중 어떠한 것이 더 건강에 좋은가?

고추와 고추장 중 어떠한 것이 더 건강에 좋다고 보기는 어렵다. 이 2가지는 요리에 따라서 사용되는 때가 다를 뿐이다. 통상적으로 고춧가루는 매콤하면서 칼칼한 맛을 내는 재료로, 음식의 색을 빨갛게 해 식욕을 돋우고 깊은 매운맛을 낸다. 또한 무침이나 볶음, 조림요리에 양념으로 사용하며, 고추장에 비해 수분이 적어 재료의 질감을 잘 살린다.

고추장은 다른 발효식품인 된장이나 청국장과 같은 특유의 냄새가 없어 남녀노소 누구나 좋아한다. 뿐만 아니라 장류 중에서 가장 늦게 만들어졌지만, 간장이나 된장으로 만든 요리보다 고추장을 이용한 요리가 훨씬 많은 것을 보면 고추장은 그만큼 요리에 다양하게 사용된다는 것을 알 수 있다. 고추장은 국이나 찌개, 탕, 볶음 등 다양한 요리의 재료로 사용된다. 실제로 고추장이 들어간 요리를 보면 각종 매운탕, 닭볶음탕, 부대찌개, 섞어찌개, 동태찌개, 낙지전골, 버섯전골, 해물탕, 수제비, 칼국수, 비빔밥, 제육볶음, 낙지볶음, 떡볶이, 나물무침, 냉면 등 별미에서부터 일상적으로 식탁에 오르는 반찬류까지 다양한 요리에 사용된다는 것을 알 수 있다.

건강한 고추를 재배하는 방법 06

고추는 아무데서나 잘 자라는 것 같지만 의외로 특성을 타는 작물이다. 그래서 고추재배는 어린아이를 키우는 것과 같다고 한다. 고추는 열매가 열리는 채소 중에는 가장 높은 온도와 일조를 요구하는 작물로 조건이 맞지 않으면 고추가 제대로 열리지 않는다. 고추는 뿌리가 땅 속으로 얇게 뻗어가는 대표적인 작물로써 일조조건에 비례하여 적정량의 수분 공급이 필요한 작물이기도 하다. 따라서 7~8월의 고온 건조기에는 다른 작물에 비해 단위면적당 수분요구량이 많은 것이 특징이므로 충분히 수분을 공급하여야 한다. 고추는 호흡량이 많아 수분의 소비량도 많은 편이지만 수분이 너무 많아도 잘 자라지를 못하며 습기에 약한 편이다. 따라서 장마기 때 침수되면 뿌리의 호흡장해로 고사하게 되므로 배수관리를 철저히 행하여

야 한다. 그래서 여름에는 양분흡수는 잘되지만 수분의 흡수가 문제라 호흡량을 줄이는 방법으로 칼슘을 많이 사용한다. 특히 칼슘을 사용해야 하는 때는 고추가 호흡량이 많아지는 시기로 잎이 얇아질 때, 고온기, 흐린 날이 계속될 때, 수확 전에 사용해야 한다.

고추를 직접 키우는 방법은 씨를 직접 발화해서 심는 방법이 있고, 봄에 어린 묘목을 사다가 심는 방법이 있다. 그러나 처음 고추를 키우고자 하는 분들에게는 씨를 직접 발화시켜서 키우는 것보다는 고추 묘목을 사다 심는 것이 훨씬 간편하고 수확도 좋다. 고추씨를 직접 심어서 재배하는 방법은 다음과 같으며, 고추 묘목을 구입해서 재배하는 경우는 5번부터 하면 된다.

● 고추씨를 직접 심는 방법
❶ 고추씨를 땅에 바로 심는 것보다는 고추씨를 미지근한 물에 2일 정도 담가둔다.
❷ 담가둔 씨가 싹이 나면 포트에 씨를 1개씩 심는다.
❸ 비닐로 덮어두고 하루에 2번씩 물을 충분히 준다. 햇살이 뜨거운 대낮에 물을 주면 웃자라서 힘이 없게 되므로 주지 않는 것이 좋다.
❹ 묘목이 되기 전까지 온도는 26℃ 이상으로 유지해야 한다.

온도가 낮으면 비닐이나 덮을 것을 준비해서 덮어 온도를 유지해주어야 한다.

❺ 묘목 정도로 크면 밭에 30cm마다 옮겨 심는다.

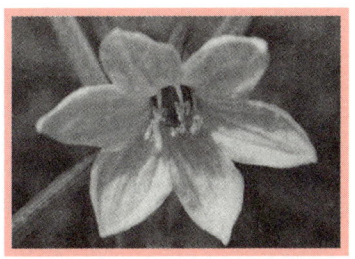
● 고추 꽃

❻ 묘목 사이사이에 말뚝을 박고 줄을 띄워서 고추 묘가 흔들리지 않게 해야 바람이 불 때 고춧대가 부러지지 않는다.

● 고추재배시 주의해야 할 병

고추는 병, 해충에 엄청 약하기 때문에 농약을 안하게 되면 고추를 원하는 만큼 수확하기가 어렵다. 따라서 시기별로 농약을 쳐주어야 한다.

● 5월부터 매달 할 병해충 종합방제

■ 무름병 – 잎자루가 무름병에 걸리면 점차로 물러져 썩고 액체처럼 흐물흐물해진다. 따라서 잎은 노란색으로 되고 힘없이 늘어졌다가 떨어지며, 냄새가 특이하기 때문에 다른 병과 쉽게 구별된다.

■ 녹병 – 잎에 생기면 철(鐵)의 녹과 같은 포자 덩어리를 만

들어 녹병이라 부르며, 식물세포 내에 흡기(吸器)를 형성하여 양분을 흡수하므로 고추에 피해를 준다.

■ 탄저병 – 갈색 또는 흑갈색의 반점이 잎·줄기·고추열매 등에 생기며, 낙엽·낙과(落果)의 원인이 된다.

● 10월에 할 방제

■ 흰가루병 – 고추 묘가 병에 걸리면 곰팡이 균사류가 엉키기 때문에 회백색을 띠게 된다. 병에 걸린 부위는 흉한 모양으로 뒤틀리면서 잎이나 줄기를 시들게 하고 고추의 질이 떨어지게 된다.

많이 먹으면 위에 부담을 주는 고추

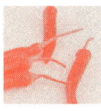 우리나라만큼 반찬을 많이 먹는 나라도 없다. 식탁 위에 올라오는 밥과 국을 제외한 나머지는 전부 반찬이라고 해도 과언이 아니다.

일본인들의 식탁 위에 올라오는 음식 중 반찬이라고 할 수 있는 것은 단무지 몇 개 정도이다. 중국인들의 식탁을 보아도 춘장과 장아찌, 양파 정도가 전부이다. 서양인들의 식탁에도 대부분 요리만 올라올 뿐 반찬은 거의 없다.

반찬과 요리의 차이는 무엇일까? 요리는 반찬 없이 음식 자체만으로 먹을 수 있는 것을 말하며, 반찬은 음식 자체만으로는 짜고 매워서 다른 요리와 같이 먹어야 하는 것을 말한다.

한국인들은 맵고 강한 자극적인 맛에 길들여진 탓에 결국 위가 약해져 세계에서 위장병에 가장 많이 걸리는 민족이라는 오명을 얻기도 했다.

고추의 매운맛이 암이나 스트레스를 줄여주고, 식욕이나 성욕을 돋우는 데도 좋지만 모든 부분에 좋지는 않다. 따라서 적당히 매운맛은 우리 몸에 여러 가지 혜택을 가져다주지만 지나치면 해가 된다.

앞에서도 말했듯이 매운맛은 맛이 아니라 피부가 느끼는 통증이다. 따라서 통증에 약한 부분은 매운맛을 만나면 자극을 받게 되어 놀라게 되거나 아픔을 느끼게 된다. 우리 몸에서 매운맛에 가장 취약한 장기는 위이다. 따라서 매운 음식들을 많이 먹게 되면 캡사이신이 위를 자극해 '위의 보호막'인 위 점액의 분비를 줄어들게 하여 위 점막의 혈류가 감소된다. 매운 음식은 위의 세포에 직접적인 자극을 주기 때문에 위가 아프거나 쓰린 느낌을 받게 되고, 오랫동안 지속적인 자극을 받게 되면 미란성 위염이나 위궤양에 걸릴 수 있다.

문제는 위장병이 걸린 상태에서 지속적인 매운맛의 자극을 받으면 위암으로 발전할 확률이 높다는 것이다. 그러나 다행인 것은 캡사이신이 항암효과와 면역력 증진효과를 가지고 있기 때문에 적당한 양을 섭취했을 때에는 오히려 암을 억제하는 기능을 수행하고 몸의 면역력을 높여준다. 뿐만 아니라 매운맛은 뇌세포의 산화를 막아 치매를 예방하고 정력을 증강시키는 것으로도 알려져 있다.

  우리의 식탁에 올라오는 밑반찬은 너무 맵고, 짜기 때문에 위암의 원인으로 작용하고 있다. 반찬이 없으면 밥을 못 먹을 정도로 반찬에 의존한다. 이러한 식습관이 우리를 병들게 하는 것이다. 따라서 식사를 할 때 되도록 김치, 깍두기 등의 짜고 매운 반찬들을 너무 많이 먹지 말아야 한다. 먹는 것을 줄이기 어렵다면 맵고 자극적인 김치, 된장, 장아찌 등의 반찬들은 지금보다 훨씬 싱겁게 만들어 먹도록 한다. 더욱 좋은 방법은 짜고 매운 반찬을 되도록 적게 먹는 식습관을 들이는 것이다.

08 매운맛 없애는 데에는
우유가 최고

지나치게 매운 음식을 먹고 혀가 타들어가는 것처럼 느껴지는 고통은 정말 감내하기 힘들다. 입안이 얼얼하고 참기 어려울 만큼 매울 때 사람들은 보통 물을 벌컥벌컥 마시게 된다. 그러나 물을 마시면 일시적으로 괜찮은 것처럼 느껴지나 금세 매운맛 때문에 견딜 수 없이 고통스러워지기 일쑤이다.

따라서 매운 음식을 먹고 물을 마시는 것은 별 효과가 없다고 볼 수 있다. 혀에 묻어 있는 매운 화학물질 성분을 물이 씻어내지 못하기 때문이다. 물을 마시면 혀끝이 타는 듯한 느낌이 감소했다는 것은 그저 물의 일시적인 냉각작용으로 인해 신경이 둔해진 현상일 뿐이다. 반대로 매운 음식을 먹을 때 따뜻한 물을 마시면 더 입이 맵게 느껴지는 것은 뜨거울수록 매운맛이 강하게 느껴지기 때문이다.

　고추의 매운맛을 내는 캡사이신이라는 화학물질은 지방성 물질이다. 따라서 물과 기름이 서로 분리되는 것과 같이 캡사이신 같은 지방성 물질들은 물에 잘 녹지 않는다. 그러나 이와 같은 지방성 물질들은 비교적 알코올이나 기름 등에 잘 녹는다. 결국 혀의 매운맛을 없애는 가장 효과적인 방법은 알코올이 들어 있는 술을 마시거나, 우유, 아이스크림, 땅콩버터와 같이 지방이 다량 들어 있는 것을 마시거나 먹는 것이다. 따라서 주변에서 쉽게 구할 수 있는 지방이 들어 있는 우유를 구해서 마시면 좋다.

　우유는 매운맛을 없애는 효과도 가지고 있지만 마늘 냄새를 없애는 데에도 일조를 한다. 마늘을 먹게 되면 마늘의 알리신 성분이 자극을 받아 역한 냄새가 입안에 가득 퍼진다. 이럴 때 우유를 마시면 냄새가 많이 사라지는데 이는 우유성분의 아미노산이 마늘 냄새의 성분인 아닐린과 결합하기 때문이다.

☑ 김치에 고추가 꼭 필요한 이유

우리 선조가 음식에 고추를 많이 사용한 이유에는 고추는 캡사이신 때문에 쉽게 부패하지 않아 보관하기 쉬우며 조리시에도 산화가 적어 손실도 적다는 지혜를 알았기 때문일 것이다. 뿐만 아니라 김치에 고추를 넣어 먹게 된 것도 고추의 캡사이신은 잘 몰랐어도 고추가 김치의 젖산균의 발육을 도와 발효를 좋게 한다는 것을 깨달았기 때문이다. 실제로 젖산균의 활동으로 김치를 먹는 사람은 유산균 음료를 따로 마실 필요가 없을 정도로 충분한 양이 들어 있다. 뿐만 아니라 고추에 많이 함유되어 있는 비타민 E도 음식물의 산패방지의 역할을 해서 젓갈을 만드는데, 고추를 넣으면 산패를 방지하는 데 도움이 된다.

Part 6

알수록 다양한
고추의 세계

연하고 달콤한 오이고추

오이고추는 풋고추와 파프리카, 피망 등의 교잡을 통해 만들어진 새로운 품종으로 고추 특유의 매운맛이 줄어들고 순한 오이 맛이 나는 고추이다. 오이고추는 우리나라 품종이 아닌 일본 품종으로 고추가 크고 단맛과 시원한 맛이 강하고 맵지 않아서 빠르게 풋고추를 대체하고 있다. 품종명으로는 길상이라 부르고 한국의 종자회사인 사카타코리아에서 한국인 육종가의 손으로 개발한 풋고추 품종의 일종이다.

오이고추는 일반 풋고추에 비해 과피가 2배 이상 크고 두꺼우며 짙은 녹색을 띠는 것이 특징이다. 또한 수분을 많이 함유해 씹으면 아삭거리며 껍질이 연하고 상큼하며 단맛이 느껴져 매운맛을 즐기지 않는 사람도 고추의 특유의 풍미를 느낄 수 있다. 오이고추는 한입 베어 물면 입 안 가득 달콤하고 신선한 오이 맛과 향이 퍼진다. 오이고추는 생으로 먹을 수도 있지만 샐러드나 피클로 만들어 먹기에 적당하다. 또한 고추를 큼지막하게 썰어 생채 또는 겉절이로 무쳐 먹어도 좋다. 해물 샐러드나 닭가슴살 샐러드 또는 묵무침에 얹어 먹으면 아삭한 음식의 식감을 한층 더 살려준다.

오이고추는 향기가 강하고 과피가 두꺼워 오래 저장해도 맛이 변하지 않는 장점이 있으나, 온도가 낮고 빛이 적으면 수확이 줄어드는 단점도 있다. 오이고추는 껍질이 두꺼워 붉게 익혀 건고추를 만들어 고춧가루를 만들면 가루가 많이 나올 수 있지만 과피가 너무 두꺼워 건조하는 과정에 썩기 때문에 건조가 어렵다.

쭈글쭈글 주름살 깊은 꽈리고추

꽈리고추는 표면이 꽈리처럼 쭈글쭈글하게 생겼다 하여 꽈리고추라고도 부른다. 꽈리고추는 다른 고추에 비해 씹는 질감이 부드럽고 연하며, 다른 고추에 비해 길이가 짧고 가느다란 것이 특징이다. 꽈리고추는 청양고추나 풋고추에 비해 아삭함과 매운맛이 덜한 편이고 날것으로 먹는 것보다는 다른 재료와 함께 볶아서 조리해 먹는 것이 꽈리고추의 제 맛을 느낄 수 있다. 그러나 너무 오래 익히면 맛과 향, 질감이 떨어지므로 조리 마지막 단계에 넣어 살짝 익혀 먹어야 제 맛이 난다.

꽈리고추는 부드러운 것이 장점이지만 단점으로는 오래 저장하기가 어렵다. 따라서 저장하는 데 적정한 온도는 5~7℃이며, 그 이하에서 장기간 저장하면 조직이 손상되고 씨가 검게 변한다. 또 사과나 배, 토마토처럼 에틸렌이 발생하는 과일들과 함께 저장하면 가스가 나와 고추가 물러지므로 주의해야 한다. 고를 때에는 모양이 곧고 만져 보아 탄력이 있는 것이 좋다.

꽈리고추는 매운맛은 적으면서 카로틴을 다량 함유하고 있어 녹색채소로서 이용 가치가 크다. 멸치와 함께 볶음용으로 많이 이용되는데, 기름을 둘러 볶으면 꽈리고추에 함유된 베타카로틴 성분이 더 잘 흡수된다. 멸치에는 비타민 C가 전혀 들어 있지 않으므로, 꽈리고추와 함께 볶아 먹으면 영양 성분을 보완하는 균형식으로도 좋다. 쇠고기나 돼지고기로 장조림을 만들 때 함께 넣기도 한다.

맵싸한 즐거움의
풋고추

 풋고추는 푸른색을 띠기 때문에 청고추(靑苦椒)라고도 부르며, 완전히 성숙하지 않은 상태의 고추를 말한다. 풋고추가 다 익으면 홍고추(붉은 고추)가 된다. 풋고추는 수분이 많아 씹으면 청량감이 돌면서 약간 매콤한 것이 특징이다. 풋고추는 모양이나 색깔, 맛이 청양고추와 비슷하여 때로는 혼돈하여 매운 청양고추를 풋고추처럼 먹어서 곤란한 경우가 종종 생긴다. 풋고추는 청양고추처럼 맵지 않은 장점을 가지고 있어 매운맛을 싫어하는 사람들이 고추 맛을 즐기는 데 일조를 한다.

풋고추는 사계절 다 어울리지만 다량 함유된 비타민과 매운맛으로 특히 한여름에 더위에 지쳤을 때 금방 힘이 나게 하는 데 도움이 된다. 풋고추를 먹으면 금방 힘이 되살아나는 이유는 풋고추의 매운맛으로 인해 교감신경이 자극되기 때문이다.

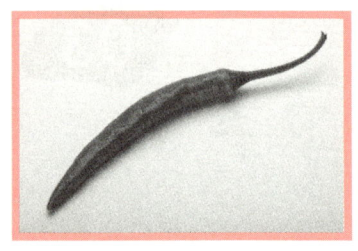
● 풋고추

풋고추를 가장 맛있게 즐기는 방법은 된장쌈장이나 양념고추장에 그대로 찍어 먹는 데 사용하는 것이 좋다. 특히 비린내가 많이 나는 생선이나 어묵조림 등 각종 조림에 듬뿍 넣어 요리하면 풋고추의 상큼한 향과 칼칼한 맛이 배어나와 비린 냄새를 줄여주거나 음식 맛을 한층 더 살려준다. 풋고추는 과육이 단단하여 튀김옷을 입혀 튀기거나 고기소를 채워도 형태가 변하지 않을 뿐더러 고추의 매콤한 맛이 일품이다.

씹는 맛이 아삭아삭
아삭이고추

아삭이고추는 씹으면 '아삭아삭' 하는 소리가 들린다고 해서 이름이 아삭이고추가 되었다. 아삭이고추는 일반 고추에 비해 길이가 짧고 동글동글하면서 귀여운 모양이 특징이다. 아삭이고추를 씹으면 아삭일 정도로 육질이 달면서 씹는 맛이 좋다. 뿐만 아니라 아삭이고추는 아삭거리는 게 시원한 맛이 있다. 매운맛이 은근하지만 당도가 웬만한 과일 수준이어서 어른뿐만 아니라 아이들도 부담 없이 먹을 수 있는 고추이다.

아삭이고추는 열매가 생기면서는 바로 진한 보라색이었다가 점점 일반 고추처럼 초록색으로 바뀐다. 아삭이고추가 다 여물 무렵에는 표피에 그물 같은 금(네트)이 생기는데 그때는 매운맛이 청양고추보다 더 강하고 자극적이다. 그러므로 생으로 먹기 위해서는 네트가 생기기 전에 사용해야 한다. 네트가 생긴 이후에는 생으로 먹기 어렵기 때문에 간장조림이나 초절임 등 조림용으로 사용하는 것이 좋다. 다른 야채는 절이면 물러지는 특징이 있으나 아삭이 고추는 절여도 아삭한 맛은 그대로라는 장점이 있다.

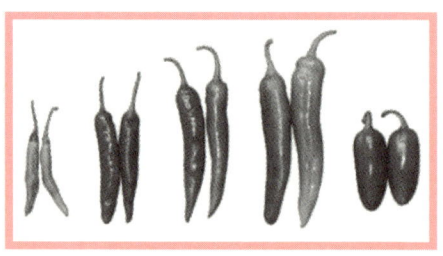

● 왼쪽부터 꽈리, 청양, 녹광, 오이맛, 아삭이고추

내 몸의 휴식을 주는
피망과 파프리카

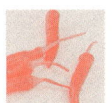 중앙아메리카가 원산지이며 유럽에서는 모든 고추를 파프리카라고 부른다. 영어로는 'sweet pepper' 또는 'bell pepper'라고 하며 일본에서는 프랑스어인 'piment'을 발음대로 읽어 피망이라고 부른다. 피망은 캡사이신이 없어 전혀 맵지 않고 단맛만 내는 알칼리성 강장식품으로 여성들의 다이어트나 건강식품으로 인기가 높다.

채소류의 보석이라고 불리는 파프리카는 단맛과 다양한 색의 선명한 색깔로 싱싱한 자태를 보이는 것이 특징이다. 파프리카는 잘생긴 것만큼이나 비타민 C와 베타카로틴의 보고라 할 만큼 풍부한 영양가를 가지고 있다.

파프리카는 나라에 따라 sweet pepper, bell pepper, pimento, paprika 등으로 불리며 국내에서는 단고추로 명명하고 있으며 일본에서는 파프리카와 피망이 서로 다른 '품목'으로 구별되어 취급하고 있으며 이는 식물분류학상 '종'이 다른 것은 아니다. '재배조건' 등의 요구에 따라 각각 다른 품종개량 및 육종의 단계를 거쳐오는 동안 별개의 '품종명'으로 자리매김 된 것으로 보인다. 현재 일본 시장에서는 마치 오렌지와 밀감의 경우처럼 파프리카와 피망의 유통이 확연히 구별되어진다.

피망은 비타민 A, C가 풍부하며, 이외에도 비타민 B_1, B_2, D, P와 식물성 섬유, 철분, 칼슘도 풍부하다. 특히 비타민 C는 레몬만큼 들어 있어 비타민 C 공급원으로도 사용된다. 피망은 특히 수분이 많고 시원한 맛을 주어 여름을 타는 증세를 막아 주어 더위를 이기고 피로회복에 더 없이 좋은 식품이다.

피망은 샐러드로 먹는 것이 원래의 영양가를 파괴하지 않고 먹는 데 가장 좋다. 피망은 삶으면 맛도 떨어지고 비타민도 파괴되므로 빠르게 조리를 해야 한다. 그래서 피망을 볶거나 튀겨 먹으면 비타민이 보존되고 소화흡수도 잘된다. 중국식 고추 잡채처럼 피망을 잘게 잘라서 육류와 함께 기름에 볶아 먹으면 피망의 특성을 잘 살려서 먹을 수 있다.

파프리카는 피망보다 다양한 색을 가지고 있으며, 파프리카는 색깔마다 맛과 영양이 다르다. 파프리카는 수분이 90%이고 탄수화물과 단백질 함량이 높으며, 매운맛은 거의 없고 당도가 높아 샐러드로 사용하는 것이 좋다. 파프리카는 수분이 많고 에너지를 소비하는 데 필요한 성분이 많아 여성들의 다이어트 음식으로도 좋다. 각양각색의 파프리카는 다양한 색깔만큼이나 맛과 영양 또한 다르다. 따라서 비타민 A, C가 풍부한 붉은색과 주황색 파프리카는 기름에 살짝 볶아 조리하는 것이 좋고, 녹색과 노란색 파프리카는 생으로 먹거나 주스로 먹는 것이 좋다.

굳이 피망과 파프리카를 구분하자만 피망은 녹색과 빨강색 두 종류가 있으며 파프리카는 노랑, 자주, 주황색 등도 있다. 일반적으로 피망은 매운맛이 나고 육질이 질긴 반면에, 파프리카는 단맛이 많고 아삭아삭하게 씹히는 것이 특징이다.

06 고추의 화려한 변신
꽃고추

 열대아메리카가 원산지인 꽃고추는 일반 고추와는 달리 한 나무에서 여러 가지 색깔의 열매가 달리므로, 매우 다양한 느낌을 준다. 꽃고추는 하늘을 보고 자란다 하여 하늘고추라고도 하며 여러 색깔로 자라 보석들이 주렁주렁 달린 것처럼 화려하면서도 깜찍하다. 꽃고추는 실내에서 키울 수도 있으나 태양이 하루 종일 내려 쪼이는 열대지역이 원산지인 화초이므로 아주 많은 직사광선을 필요로 한다. 햇빛만 받으면 계속 열매를 맺어 식용과 관상용으로 애용할 수 있다.

열대지역이 원산지이므로 추위에 약하다는 단점을 가지고 있기 때문에 서리가 내리기 전에 실내로 들여놓아야 한다. 겨울 동안에도 싱싱한 꽃고추를 보고 싶으면 영상 10℃ 이상 되는 장소에 두고 관리를 해주면 여러 해를 볼 수 있는 여러해살이 화

초이다. 꽃고추도 다른 고추와 같이 씨앗으로 번식이 아주 잘 되는 화초로 다른 고추에 비해서는 관리가 쉽다. 화분에 심은 경우에는 화분에 비해 포기가

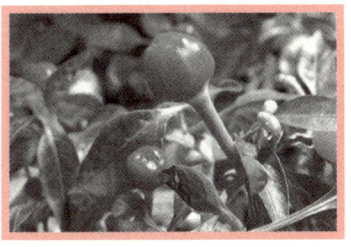
● 꽃고추

너무 커지거나 화분 안에 뿌리가 가득 둘러차게 되면 더 이상 성장을 하기 어렵기 때문에 새 흙으로 분갈이를 해주어야 한다.

　꽃고추는 일 년 내내 충분한 수분과 햇볕만 받을 수 있게 해주면 꽃과 열매가 계속 달리며 식용으로도 사용할 수 있다. 꽃고추 열매로도 고추장을 담글 수 있는데 고추장을 담그면 대단히 맵다.

☑ 한국인의 자랑 김치찌개

한국인들에게 가장 친숙하면서도 자주 먹는 음식이 바로 김치찌개다. 돼지고기를 듬성듬성 잘라 넣은 뜨겁고 빨간 김치찌개는 우리 국민들의 입맛을 사로잡기에 충분한 음식이다. 김치찌개는 매일 먹는 김치가 새롭게 변신된 모습이기도 하고 손쉽게 만들 수 있다는 점에서 많은 사람들의 사랑을 받고 있다. 김치찌개는 남은 음식을 이용한다는 측면에서 효율성이 높을 뿐만 아니라, 돼지고기는 물론 쇠고기, 참치, 고등어, 심지어는 등갈비를 넣거나 콩나물, 두부, 애호박 등 다양한 재료를 넣어 다양한 영양소를 섭취할 수 있는 장점을 가진 만능 요리다. 김치찌개에 들어가는 다양한 식자재가 어울려 내는 칼칼한 맛은 아주 일품이다. 김치찌개를 만들 때 가장 중요한 것은 바로 김치찌개의 주재료인 김치가 가장 중요하다. 더욱이 김치찌개에 넣는 김치는 적당히 발효되어 신맛이 날 때가 최고이며, 온갖 양념에 빨간 고춧가루가 듬뿍 들어가야 제맛을 낸다.

부록 1

마음과 혀를 감동 시키는 고추요리

 # 우리 가족 외식하고 싶은 날
푸짐한 고추 잡채

붉은 고추 2개, 청양고추 10개, 양파 1/4개, 소고기 200g, 마늘 4쪽, 새송이 버섯

〈소고기 양념〉 진간장 1큰술, 설탕 2작은술, 다진마늘 1작은술, 다진파 1큰술, 후춧가루 약간, 참기름 1작은술

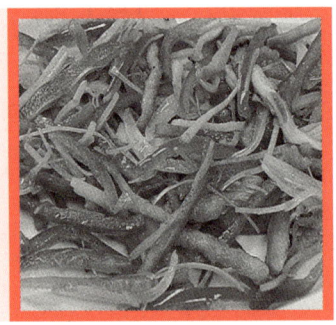

● 만드는 방법

① 청양고추와 붉은 고추는 씻어서 씨를 빼고 5cm 길이로 채 썬다.

② 양파는 채 썰고 마늘은 얇게 편 썬다.

③ 소고기는 채 썰어 양념한다.

④ 달군 팬에 기름을 두르고 마늘과 양파를 볶는다.

⑤ 양념한 소고기를 넣고 볶는다.

⑥ 채 썬 고추와 새송이버섯을 넣어 볶아내고 소금으로 간한다.

고추 잡채를 먹으면 좋은 점

고추 잡채는 고추가 다른 식재료에 비하여 고추가 많이 들어 있는 전형적인 고추요리다. 고추 잡채는 비타민 A와 비타민 C가 풍부하여 비타민 A와 비타민 C의 1일 권장량만큼 먹을 수 있다. 특히 비타민 A는 지용성이라서 기름에 볶으면 더 흡수가 잘될 뿐만 아니라, 소화에 도움이 된다.

고추 잡채는 고추를 매운 것으로 생각해서 먹지 않던 아이들도 즐겨 먹는 음식으로 씹는 식감과 돼지고기가 절묘하게 어우러진 우리 몸에서 필요한 영양 식품이다.

 감칠 맛 나는 도시락 메뉴
고추 김밥

김 5장, 단무지 5줄, 당근 1/2개, 오이 1개, 달걀 2개, 깻잎 10장, 돼지고기 채 썬 것 200g, 청양고추 2개(맵지 않은 일반 고추를 사용해도 된다.)

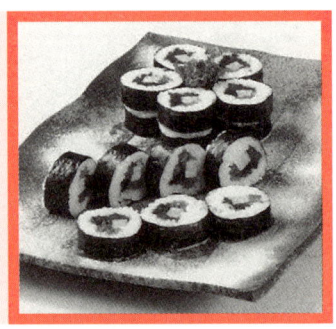

● 만드는 방법

① 당근과 오이는 길게 썰어서 단무지 물에 절여서 준비한다. 달걀은 지단을 부쳐서 단무지 크기로 썰어 놓는다.

② 채 썬 돼지고기에 간장 1큰술, 설탕 1/2큰술, 다진 마늘 1큰술, 생강 약간, 기름 1작은술, 후추를 넣고 밑간을 한다.

③ 청양고추는 씨를 빼고 채 썰어서 준비를 한 다음 프라이팬에 밑간한 고기를 충분히 볶다가 청양고추를 넣고 볶아서 식힌다.
④ 밥에 소금과 참기름으로 간을 한 후 김 위에 펴고 깻잎 2장을 깔고 준비한 재료를 넣고 돌돌 말아서 준비한다.

고추 김밥을 먹으면 좋은 점

고추 김밥은 일반 김밥에서 찾아보기 힘든 비타민 A와 비타민 C를 충분히 제공받을 수 있는 요리다. 또한 고추를 비롯하여 다양한 재료들의 혼합으로 고추가 부족한 단백질을 달걀과 돼지고기가 제공해주며, 돼지고기가 지방질을 제공한다. 뿐만 아니라 고추 김밥에 들어 있는 밥은 탄수화물을 제공해줌으로써 간단한 한 끼 식사로도 손색없는 영양을 제공해준다.

비 오는 날 분위기 살리는
한 접시의 행복 고추전

풋고추 10개, 붉은 고추 5개, 쇠고기 100g, 달걀 2개, 밀가루 1컵

〈초간장〉 간장 2큰술, 식초 1/2작은술, 깨소금 약간, 설탕 약간

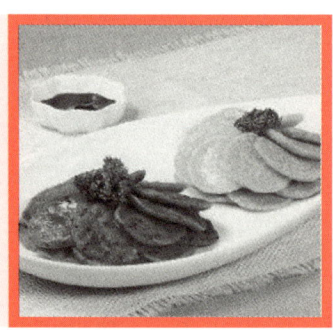

● 만드는 방법

① 풋고추와 붉은 고추는 씻어 잘게 다진다.

② 밀가루 1컵에 물 1/2컵을 부어 반죽한다.

③ 달걀 2개를 푼다.

④ 반으로 나누어 반에는 홍고추 다진 것을 넣고, 나머지 반

에는 풋고추 다진 것을 넣는다.
⑤ 팬에 식용유를 두르고 반죽을 펼친다.
⑥ 바닥이 완전히 익으면 뒤집는다.

고추전을 먹으면 좋은 점

고추전은 고추를 잘게 다지므로 고추가 눈에 보이지 않아서 고추를 좋아하지 않는 사람들도 거부감 없이 먹을 수 있는 요리다. 고추전을 만들 때 풋고추를 청양고추로 사용하게 되면 붉은 고추와 함께 캡사이신 성분을 많이 함유하고 있기 때문에 스트레스 해소나 식욕을 자극하여 맛있게 음식을 먹을 수 있게 해준다. 따라서 고추전은 메인 요리를 먹기 전에 식욕을 자극하기 위하여 먹는 것이 더 좋다.

04 속이 확 풀리는 칼칼한 맛 고추탕면

풋고추 3개, 붉은 고추 1개, 바지락 300g, 물 8컵, 대파 1/2대, 다진 마늘 1큰술, 소금 약간, 후추 약간, 갑오징어 2마리, 새우 50g, 생국수 500g, 쑥갓 30g, 표고버섯 2개

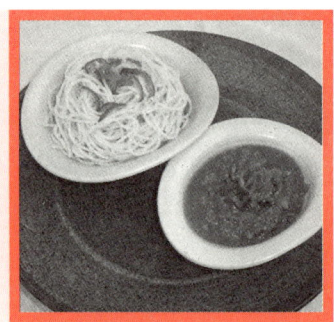

● 만드는 방법

① 냄비에 물을 붓고 바지락, 청양고추, 대파, 다진 마늘을 넣고 끓여 육수를 만든 뒤 소금, 후추로 간한다.

② 갑오징어는 데쳐서 한입 크기로 썰고 새우도 데친다.

③ 붉은 고추와 풋고추는 채 썬다.

④ 끓는 물에 국수를 삶는다.
⑤ 면기에 국수와 해물을 담고 육수를 붓는다.
⑥ 채 썬 풋고추와 붉은 고추를 올린다.

고추탕면을 먹으면 좋은 점

고추를 이용한 요리 중에 면과 어울리는 요리가 드문데 고추탕면은 바로 고추와 면을 절묘하게 조화시킨 요리다. 중국식 짬뽕은 느끼한 반면에 고추탕면은 바지락의 고소한 국물과 야채를 우려내 담백한 것이 특징이다. 고추탕면은 술 먹은 다음에 속을 달래는 데 아주 유용한 요리. 면의 탄수화물이 갖지 못한 비타민 A와 비타민 C를 충분히 제공받을 수 있으며, 캡사이신에 의하여 스트레스를 해소할 수 있고, 몸의 생기를 돋게 한다.

 ## 찬바람 불 때 덜컹한 마음 잡아주는 **고추 만두**

청양고추 200g 밀가루 1컵, 두부 200g, 돼지고기 300g, 김치 200g, 양파 50g, 달걀 1개, 소금 약간, 참기름 1/2큰술, 만두피

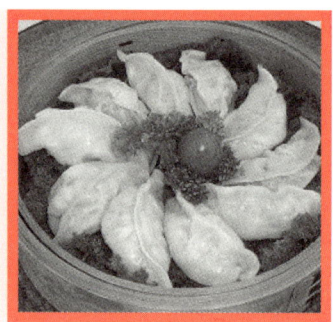

● 만드는 방법

① 청양고추는 1/2길이로 잘라 씨를 빼고 각각 곱게 다진다.

② 밀가루에 1과 물을 섞어서 반죽하여 밀대로 밀어 만두피를 만든다.

③ 김치, 양파를 곱게 다져 놓고 두부는 물기를 꼭 짜서 놓는다.

④ 곱게 다진 돼지고기, ①~③, 달걀을 섞고 소금으로 간을 맞추어 만두소를 만든다.
⑤ 만두피에 만두소를 넣고 만두를 빚는다.
⑥ 곱게 빚은 만두를 찜통에 넣고 쪄낸다.

고추 만두를 먹으면 좋은 점

고추 만두는 고추를 잘게 다져서 만두소로 사용했기 때문에 고추에 대해서 불쾌감이나 거부감을 가진 사람들에게 고추를 보지 않고 먹을 수 있는 요리다. 고추 만두는 만두를 좋아하는 사람들이 매콤한 맛을 즐기는 데 적합한 요리로 일반적인 만두에 비해서 담백함을 준다. 고추를 싫어하는 아이들도 매운 줄 모르고 먹을 수 있다.

 ## 느끼한 요리에 곁들이면
개운한 맛 고추 피클

청양고추 10개, 풋고추 5개, 붉은 고추 3개, 마늘 5개, 설탕 1/2컵, 현미식초 1/2컵, 양조간장 1컵

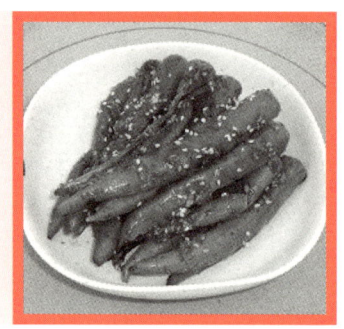

● 만드는 방법

① 설탕 1/2컵, 현미식초 1/2컵, 양조간장 1컵을 넣고 끓인다.

② ①이 잘 끓기 시작하면 불을 끈다.

③ 고추는 간이 잘 배이도록 이쑤시개나 포크로 구멍을 내 놓는다.

④ 깨끗이 씻어 준비한 고추와 마늘에 식힌 ①을 붓고 10일 정도 보관한다.

⑤ 다시 물을 따라내어 끓였다 식힌 뒤 다시 부어주면 오래 두고 먹을 수 있다.

고추 피클을 먹으면 좋은 점

피자와 함께 먹는 오이피클은 피자를 담백하고 시원하게 하는 역할을 하듯이 고추피클은 느끼한 음식을 먹을 때 같이 먹으면 좋다. 특히 고추를 씹는 식감이 좋으며, 매콤한 맛이 식욕을 더욱 자극하여 같이 먹는 요리의 맛을 증가시켜준다. 편식이 심한 아이들에게 느끼한 음식이나 인스턴트 음식을 먹을 때 같이 먹게 하면 개운함을 주고, 매운맛으로 스트레스를 줄여 줄 수 있다.

 # 일상의 스트레스를 푸는
고추말이 불고기

불고기용 돼지고기 450g, 풋고추 6~7개, 전분 조금, 들기름

〈양념장〉 간장 3큰술, 생수 3큰술, 요리술 1큰술, 올리고당 1큰술, 다진 마늘 1작은술, 생강가루 조금, 설탕 1작은술

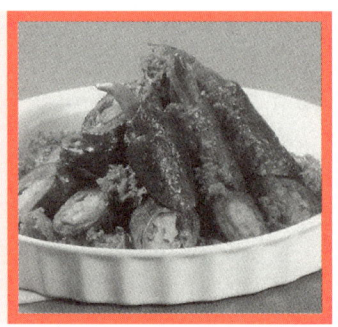

● 만드는 방법

① 양념재료를 프라이팬에 올린 후 살짝만 끓여서 준비해둔다.

② 돼지고기 불고기를 얇게 펼쳐서 미리 채 썰어둔 고추를 넣고 둘둘 만다.

③ 고기를 다 말은 후 전분 옷을 살짝 입힌다.

④ 프라이팬에 들기름을 두르고 고기를 지진다.

⑤ 다 익으면 꺼낸다.

⑥ 미리 만들어 둔 양념장을 부어서 졸인다.

고추말이 불고기를 먹으면 좋은 점

고추말이 불고기는 고추를 불고기로 말아서 돼지고기가 주는 느끼함을 안에 있는 고추가 담백하게 해준다. 뿐만 아니라 돼지고기와 고추의 식감이 달라 씹는 즐거움을 주며, 돼지고기에 부족한 비타민 A와 비타민 C를 제공받을 수 있는 요리다. 고추말이 불고기는 손님 초대 요리로도 손색이 없지만 술안주로도 색다른 별미를 제공해주는 영양가 높은 요리다.

08 손맛이 일품인
고추쇠고기 꼬치

쇠고기 150g, 꽈리고추 50g, 마늘 1쪽, 통깨 1작은술

〈양념장〉 간장 2큰술, 설탕 1/2큰술, 맛술 1큰술

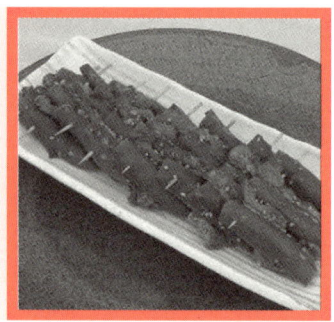

● 만드는 방법

① 고추는 꼭지를 따고 깨끗이 씻어 물기를 빼고 반으로 가른 후 씨를 제거한다.

② 쇠고기는 얇게 저민 것을 준비해 양념장을 바르고 후추를 약간 뿌려둔다.

③ 산적 꼬치에 고추와 쇠고기를 끼운다.
④ 팬에 구워 양념장을 바른다.

고추쇠고기 꼬치를 먹으면 좋은 점

고추쇠고기 꼬치는 고추를 크게 썰어 돼지고기와 같이 꼬치에 끼어 구운 것으로 돼지고기의 갈색과 녹색의 조화를 이루는 요리로 돼지고기가 주는 느끼함을 고추가 담백하게 해준다. 뿐만 아니라 돼지고기와 고추의 식감이 달라 씹는 즐거움을 주며, 돼지고기에 부족한 비타민 A와 비타민 C를 고추로부터 제공받을 수 있는 요리다. 고추말이 불고기는 손님초대 요리로도 손색이 없지만 술안주로도 색다른 별미를 제공해주는 영양가 높은 요리다.

 ## 삭힐수록 고마움이 깊어지는
맛이 좋은 고추 소박이

풋고추 20개, 청양고추 10개 굵은 소금 약간, 부추 150g, 당근 1/3개

〈양념장〉 고춧가루 1/4컵, 다진 마늘 4큰술, 설탕 1큰술, 멸치액젓 3큰술, 소금 약간

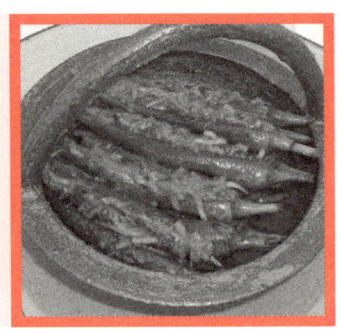

● 만드는 방법

① 고추는 꼭지를 떼고 깨끗이 씻은 후 길게 칼집을 내서 속의 씨를 대충 훑어낸다.

② 손질한 고추에 소금과 물을 약간 뿌려 잠시 절인다.

③ 부추는 송송 썰고 당근은 부추와 비슷한 크기로 채 썰어

준비한 양념장을 넣어 고루 버무린다.

④ 절인 고추의 물기를 털고 앞에서 만든 소를 채워 통에 담는다.

⑤ 바로 먹거나 반나절 정도 삭힌 후 냉장고에 두고 먹는다.

고추 소박이를 먹으면 좋은 점

고추 소박이는 바로 버무려서 먹을 때도 양념 맛이 어우러지고 씹는 식감이 좋은 요리지만 반나절 정도 삭혀서 먹으면 양념이 충분히 배어 나름대로 깊은 맛이 난다. 시간이 지나면 신맛도 나서 매운맛과 신맛이 어우러진 절묘한 맛을 준다. 특히 고추 소박이를 주식과 함께 먹으면 매콤한 맛이 식욕을 더욱 자극하여 같이 먹는 요리의 맛을 증가시켜준다.

10 알싸한 술안주로 만점
고추 돈가스

돼지고기 600g, 소금 2작은술, 후춧가루 1/2작은술, 풋고추 3개, 밀가루 1/2컵, 빵가루 1컵, 달걀 2개, 튀김기름, 오이 1/4개, 양배추 4잎, 래디쉬 1개

〈소스〉 토마토케첩 5큰술, 우스터 소스 1큰술, 설탕 1큰술

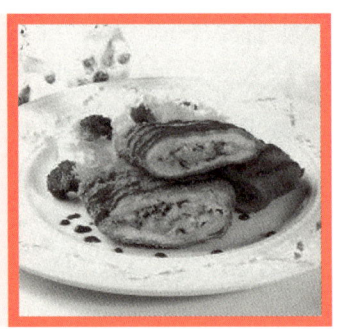

● 만드는 방법

① 돼지고기는 1.5~2cm 두께로 포를 떠 연육기로 가볍게 두드린다. 소금, 후춧가루를 앞뒤로 뿌린다.

② 풋고추는 길게 채를 썬다.

③ 고기를 펴고 그 위에 풋고추 채를 올려서 만다.

④ 달걀은 깨뜨려 젓가락으로 푼다. 밀가루와 빵가루를 준비하고 고기에 밀가루를 앞뒤로 가볍게 묻힌다.

⑤ 푼 달걀에 넣어 달걀 물을 앞뒤로 묻히고, 빵가루를 앞뒤로 잘 묻힌다. 여분의 빵가루는 털어낸다.

⑥ 준비된 고기를 기름을 넉넉히 두른 팬에 앞뒤로 속까지 익도록 서서히 튀겨낸다. 튀김기름 온도는 170~180℃로 한다.

⑦ 양배추는 채 썰어 물에 담갔다가 건져 물기를 빼고, 오이와 레디시도 적당히 썬다.

⑧ 소스 팬에 케첩, 우스터소스(또는 진간장), 설탕을 넣고 잠깐만 끓여 소스를 만든다.

고추 돈가스를 먹으면 좋은 점

고추를 길게 잘라서 돈가스 안에 넣어 튀겼기 때문에 고추에 대해서 불쾌감이나 거부감을 가진 사람들에게 고추를 보지 않고 먹을 수 있는 요리다. 고추 돈가스는 돈가스를 좋아하는 사람들이 돼지고기의 느끼함을 줄이고, 매콤한 맛을 즐기는 데 적합한 요리다. 고추를 싫어하는 아이들도 매운 줄 모르고 돈가스의 부족한 영양분인 비타민 A와 비타민 C를 고추로부터 제공받으며, 야채를 먹을 수 있다.

11 느끼하지 않은
고추 자장면

춘장 1봉지, 감자 300g, 양파 350g, 당근 50g, 돼지고기 200g, 청양고추 5개, 올리브오일 5큰술, 물 2+1/2컵, 녹말 2큰술, 물 4큰술, 칼국수면 3인분

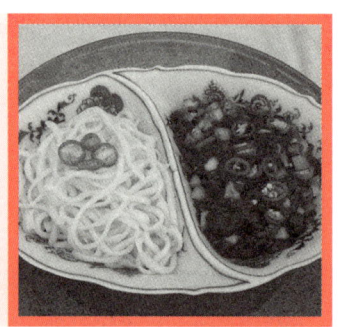

● 만드는 방법

① 양파, 당근, 감자, 돼지고기도 작게 깍둑썰기 한다.

② 감자는 썰어서 찬물에 잠시 담가 두어 전분기를 제거한다.

③ 냄비에 올리브오일을 5큰술 넣고 춘장 한 봉지를 짜 넣은 후 약한 불에서 주걱으로 저어가며 볶아 춘장과 올리브오

일이 잘 혼합되도록 한다.

④ 춘장이 기름과 혼합되면 돼지고기 → 감자 → 당근 → 양파 순으로 볶는다.

⑤ 물의 양은 2컵~2+1/2컵 정도 넣어준다.

⑥ 청양고추는 썰어서 오일을 두른 프라이팬에 한 번 살짝 볶아서 매운맛과 향을 내준다.

⑦ 한 번 오일에 볶은 청양고추도 자장소스를 넣어 잘 혼합해준다.

⑧ 전분이 들어 있는 물을 조금씩 넣어서 저어가며 농도를 맞춘다.

⑨ 큰 냄비에 물을 넉넉히 담아 끓인 후, 면을 물에 넣고 삶는다.

⑩ 면이 다 삶아지면 찬물에 얼른 헹구어 면발을 쫄깃쫄깃하게 만든다.

⑪ 대접에 면발을 담고 자장소스를 올린다.

고추 자장면을 먹으면 좋은 점

고추 자장면은 자장면에 고추를 볶아서 넣은 요리로 자장면이 주는 느끼함을 고추가 매운맛과 함께 담백하게 해준다. 뿐만 아니라 자장면에 부족한 비타민 A와 비타민 C를 고추로부터 제공받을 수 있는 요리다. 특히 비타민 A는 지용성이라서 기름에 볶으면 더 흡수가 잘될 뿐만 아니라, 소화에 도움이 된다. 고추자장면은 고추를 매운 것으로 생각해서 먹지 않던 아이들도 즐겨하는 음식으로 씹는 식감도 좋고 야채를 먹게 할 수 있는 요리다.

속이 얼큰한 고추 수제비

청양고추 10개, 바지락 400g, 밀가루 300g, 감자 1/2개, 애호박 1/3개, 대파 1/4뿌리, 식용유 1큰술, 북어 머리 국물 5컵, 다시마 국물 2/3컵, 소금 약간

〈국물 조미료〉 다진 마늘, 액젓 1큰술, 소금 1작은술

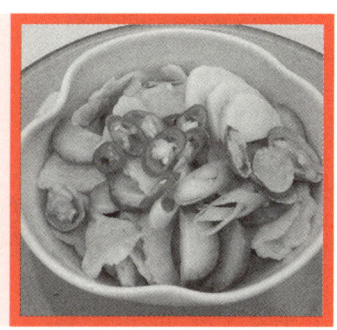

● 만드는 방법

① 청양고추는 깨끗이 씻은 후 반으로 갈라 씨를 털고, 다시마 국물과 식용유, 소금 1작은술을 함께 섞어 곱게 간다.

② 바지락은 소금물에 해감하고, 느타리버섯과 애호박은 씻어서 납작하게 썬다. 대파는 씻어 3cm 길이로 어슷하게

썬다. 감자도 적당한 크기로 어슷하게 썬다.

③ 국물을 부어 밀가루를 반죽한 뒤 비닐봉지에 싸서 냉장고에 넣은 다음 한나절 숙성시킨다.

④ 냄비에 바지락과 북어 머리 국물을 넣고 끓인 뒤 애호박과 감자를 넣고 한 번 더 끓여 국물이 우러나면 수제비 반죽을 떼어 넣는다.

⑤ 수제비 반죽이 거의 익으면 액젓으로 국물의 간을 맞춘 뒤 소금으로 맞춘다.

⑥ 수제비에 대파를 넣는다.

고추 수제비를 먹으면 좋은 점

고추 수제비는 전통적인 수제비에 매콤한 맛을 넣기 위해서 고추를 반으로 잘라 넣은 요리다. 고추 수제비는 바지락의 고소한 국물과 야채를 우려내 담백한 것이 특징이다. 고추 수제비는 한 끼 식사로도 아주 유용한 요리이며, 면의 탄수화물이 갖지 못한 비타민 A와 비타민 C를 충분히 제공받을 수 있다. 뿐만 아니라 캡사이신에 의하여 스트레스를 해소할 수 있으며 몸의 생기를 돋게 한다.

부록 2

한국의 명품 고추!
청양고추

우리나라 고추의 대명사
청양고추

 한때 노무현 전 대통령이 어려운 재정문제를 해결하기 위해 이철, 김원웅 등 6명의 정치인들이 서울 강남의 역삼동에 '하로동선'이라는 식당을 공동 운영한 적이 있다. 당시 청양 출신인 이해찬 의원이 부친을 통해 청양군 화성면 등지에서 '청양고추'를 꾸준히 구입해서 음식에 매운맛을 넣어 인기를 얻었다고 한다.

 청양에서 생산된 고추가 매우며, 유명하게 된 배경은 무엇보다도 기후와 관계가 있다. 청양은 다른 지역보다 칠갑산을 중심으로 산간 계곡과 분지 형태에 온도 차이가 심하고 통풍이 원활하다. 고추는 너무 가물어도 너무 비가와도 좋지 않은데 청양의 땅에는 흙과 돌이 많이 포함되어 배수가 잘된다. 뿐만 아니라 고추는 뜨거운 햇볕이 많이 필요로 하는 식물인데 이런 요건이 청양에는 꼭 맞는다. 청양은 산골이지만 산이 다른 지역에 비해서 태양빛이 넘치고, 자갈땅이기에 배수가 걱정이 없는 지역이라 고추를 생산하기에 딱 맞는 곳이다. 뿐만 아니라 공장이 하나도 없어 물이 깨끗하며, 외부로부터 유입된 물을 사용하지 않아 말 그대로 청정 환경을 가진 곳이다.

무엇보다도 청양에서 고추가 많이 생산되는 이유는 청양군이 특수 작목으로 고추와 구기자를 집중적으로 육성하고 있기 때문이다. 청양에는 전국 최대 규모의 고추시장이 조성되고, 고추 축제가 매년 가을에 열리기도 한다. 그러므로 다른 지역에 비해서 고추 재배에 대해서는 군에서 잘 관리해 품질이 좋기로도 유명하다. 청양고추의 유명세로 인하여 파종에서 판매에 이르기까지 도시인과 결합하여 생산하고, 홍보하고, 판매도 한다.

청양에서 재배되는 고추는 부식질이 많고 배수가 잘되는 토양과 밤과 낮의 일교차가 큰 기후조건 등 고추 재배의 천혜의 조건을 갖추고 있는 지역에서 재배되기 때문에 고추의 매운맛을 내는 캡사이신 성분과 미네랄을 비롯하여 비타민 A와 비타민 C가 풍부하고 유기산 및 칼슘 등이 고르게 함유되어 있어 식품학적으로 이용 가치가 높다.

또한 청양고추는 청양의 밝은 태양과 맑은 공기 아래에서 재배되어 고추의 맛이 강하고 빛깔이 곱고 과육이 두꺼워서 전국 소비자가 선호하고 있는 청양의 특산물이다. 뿐만 아니라 말린 고추의 맛을 좋게 하고 위생적인 품질 향상을 위해 세척과 태양 건조로 가공한다.

청양군의 청양고추 재배면적은 1006ha로 전국 총생산량의 1.2%를 생산하며, 충남만을 따지면 11.5%를 생산하고 있다. 청양군에서 청양고추를 재배하는 농가의 수는 6,243호로 전체 농가의 비율을 보면 81%가 고추를 생산하고 있다. 청양군에서 생산하는 청양고추의 생산량은 3,300톤으로 고추로 인해서 벌어들이는 수익은 300억 원이나 된다. 이를 호당 수익금으로 계산하면 호당 480만 원을 벌어들이고 있어 가히 고추의 고장이라는 말이 어색하지 않을 정도다.

청양고추는 미국이나 일본 등 외국의 고추 성분과 달리 캡사이신의 양은 30% 정도로 적다. 그러나 당 성분에서는 다른 나라 제품에 비하여 2배나 많아 맵고 단맛의 조화가 잘된 고추라고 할 수 있다.

청양고추는 아주 매우면서 칼칼한 맛이 특징이다. 청양고추는 다른 지역에 비해 캡사이신 성분과 미네랄이 풍부하다. 주로 곱게 다져서 국이나 찌개 등에 넣으면 고춧가루에 비해 깔끔하면서 칼칼한 매운맛을 내는 것으로 유명하다.

02 원산지에 대한 논란이 많은
청양고추

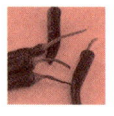청양고추는 고추 품종으로서는 매운맛이 나는 고추로 우리나라 고추를 대표할 정도로 유명하다. 그러나 정작 청양고추의 원산지에 대해서는 논란이 분분하다. 전국적으로 청양고추의 명성이 높아지면서 각지에서 그와 관련된 상표를 사용하는 경우가 늘게 되었고, 그에 따라 원산지와 명칭 유래에 대한 논란이 끊이지 않고 있기 때문이다. 이에 따라 청양고추의 원산지에 대한 명칭을 놓고 지역 간 신경전이 치열하다.

청양고추의 원산지와 명칭 유래에 대한 주장과 학설은 여러 가지가 있는데, 그중에서도 2가지 설로 압축할 수 있다. 하나는 청송과 영양 고추가 청양고추라는 설과 또 하나는 청양에서 생산된 고추를 청양고추라고 하는 설이다.

청양에서 생산된 고추를 청양고추라는 주장을 살펴보면, 우선 충청남도는 1968년 중앙종묘(주)에서 청양농업기술센터를 찾아와 종자선발을 위해 청양고추를 요구했고, 청양농업기술센터는 30여 종의 고추를 주면서 신품종으로 선발되면 청양고추로 명명할 것을 약속받았다. 이후 중앙종묘에서 매운 고추를 만들어냈으며 그 약속을 지켜 '청양고추'라고 명명했다. 중앙종묘는 1970년대에 판매에 들어갔고 전국 각지에서 호평을 받자 1983년에 농림부에 종자 등록까지 했다.

이에 반해 청송과 영양 고추가 청양고추라는 설은 경상북도 영양군 지역에서는 1980년 중앙종묘(주)에서 경상북도를 방문하여 당시 맵기로 유명한 '땡초'라는 고추를 채취하고 이를 개량하여 오늘날 단맛이 가미된 청양고추가 탄생했다고 주장하고 있다. '땡'이라는 말은 아주 강한 의미를 나타낼 때 쓰는 단어로 예를 들면 땡볕은 '아주 따가운 햇볕'을, 땡추중은 '돌팔이 중'을 의미한다. 문헌을 보면 고추를 당초, 번초라고도 한 것을 보면 '초'라는 말은 고추이다. 결국 땡초는 아주 매운 고추를 의미한다.

이에 대해서는 찬반양론이 있다. 찬성하는 이론은 당시 육종을 개발한 유일웅 소장의 증언이다. 농림부 산하의 국립종자관리소의 기록에 따르면 '청양고추'는 1983년에 중앙종묘에서 품종 개발한 것으로 되어 있으며 '유일웅'으로 육성자가 기록돼 있다. 현재 홍초원고추연구소장인 유일웅 소장은 세미니스코리아의 전신인 중앙종묘(주)에 1975년 입사해 약 30년가량 고추와 각종 작물의 육종개발에 힘써온 인물이다. 그는 〈스포츠조선〉과의 인터뷰를 통해서 청양고추의 산지를 충남 청양으로 아는 사람이 많은데 사실이 아니라고 말했다. 그에 의하면 "청양고추는 제주산과 무척 매운 태국산 재래종을 잡종 교배해 만든 한 품종으로 경북 청송과 영양에서 임상 재배해 성공했는데, 현지 농가들의 요청으로 청송의 청(靑), 영양의 양(陽) 자를 따서 상표권 등록했다"고 밝혔다.

뿐만 아니라 모 TV의 퀴즈프로그램에서 사회자가 "청양고추의 원산지는 청양이다"라는 ○·× 문제를 냈다. 여성참가자 4명은 모두 ○를 들었지만 사회자는 모두 틀렸다고 답하면서 청송과 영양이 원산지로 알게 되는데 일조를 하였다. 그래서인지 일부 사람들 간에는 "청양고추의 원산지가 청양인가요?"라는 질문에 대부분은 아니라고 답한다.

또한 인터넷 백과사전에는 "중앙종묘(주)의 홈페이지에는 1970년대 말부터 1980년대 초에, 소과종이 대과종보다 가격이 높고 특히 국내 최대 주산지인 경상북도 북부지방의 청송, 영양 지역에서 소과종이 주로 재배되어 이 지역에 적합한 품종을 육성하고자 하였다"고 되어 있다. 그리고 이러한 육성 목적에 비교적 근접한 품종을 육성하여 '청양고추'로 명명하여 품종을 등록하였다고 한다. 그래서 많은 사람들은 청양고추가 청송과 영양에서 재배된 것으로 알고 있다.

  반대하는 이유로는 경북 영양에 있는 고추시험장은 1992년에 생겼고 또 영양고추시험장에서 만들었다면, 청송과의 글자 조합에서 영양의 앞 글자를 '영'이 들어가도록 했을 것이고 1968년 이전에는 육종은 안 하고 있었고 청양고추라는 종자는 이미 1983년에 농림부에 등록된 반면, 경북 영양이든 청송이든 강원도 양양이든 '청양고추'라는 종자를 만들었다는 근거가 없기 때문이다.

03 지리적 표시제로 청양고추의 원산지는 청양

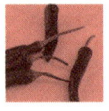청양고추가 한국 고추의 대명사가 되면서 각 지역은 서로가 자기네 고추가 청양고추라는 논리를 펼치고 있다. 이와 함께 다양한 매체를 통해서 적극적으로 홍보하고 있으며, 특히 인터넷에서 검색해보면 오히려 청양은 가만히 있지만 다른 지역들이 청양고추가 자기네 대표 고추라고 소개하고 있다.

이러한 분분한 주장 속에서, 충청남도와 청양군은 청양고추를 향토지적재산으로 내세우고 적극적인 홍보에 나서는 노력을 보이고 있다. 이에 따라 청양군은 2000년부터 청양고추축제를 개최하는 동시에 2001년에는 청양고추와 관련된 상표권 등록에 나서 '청양고춧가루 푸르미'라는 상표권 등록을 마쳤다. 또한 현재 중앙종묘(주)와 홍능종묘를 세미니스코리아가 흡수 합병하였기에 원래 중앙종묘(주)가 가졌던 '청양고추' 품종에 대

한 지적재산권은 세미니스코리아가 가지고 있다. 이에 2003년부터 청양군은 '청양고추' 관련 상표명에 대한 지적재산 등록을 추진하여 '청양고추'에 대한 『지리적 표시 등록증』 제40호를 국립농산물품질관리원으로부터 획득하였다. 지리적 표시(Geographical Indication)란 명성·품질 기타 특징이 본질적으로 특정 지역의 지리적인 특성에 기인하는 경우 해당 농산물 또는 가공품을 표현하기 위하여 사용되는 지역, 특정 장소(예외적인 경우 국가도 포함)의 명칭을 의미한다.

예를 들어 '꼬냑'의 경우 원래 프랑스 꼬냑 지역에서 생산되는 증류주에 지리적 표시로 '꼬냑'이란 명칭이 사용된 것이었는데, 지금은 보통명사처럼 사용되고 있을 정도로 널리 알려지게 된 것이다. 예를 들면 쿠바의 하바나 시가, 프랑스의 브르고뉴 포도주, 보르도 포도주, 샹빠뉴(샴페인) 등이 대표적인 지리적 표시로 성공한 경우다. 우리나라에서 지리적 표시 등록은 국립농산물품질관리원이 지정관리하고 있다.

우리나라가 지리적 표시제를 도입하게 된 것은 국제적인 지리적 표시보호 움직임(1995년 WTO의 『무역관련지적재산권협정 : TRIPs』)에 보다 적극적으로 대처하고, 우리의 우수한 지리적 특산품을 보호함으로써 농산물 및 가공품의 품질향상과 지역특화산업으로의 육성 및 소비자보호를 위해서이다(농수산물품질관리법 ; 1999. 7. 1).

지리적 표시는 반드시 지리적 명칭(특정한 지역, 지방, 산, 하천 등의 명칭)이어야 하며, 지리적 명칭과 관련이 없는 브랜드는 상표로는 가능하나 지리적 표시의 대상은 아니다. 지리적 표시 등록은 우수한 지리적 특성을 가진 농산물 및 가공품의 지리적 표시를 등록·보호함으로써 지리적 특산품의 품질향상, 지역특화 산업으로의 육성을 도모하고, 지리적 특산품 생산자를 보호하여 우리 농산물 및 가공품의 경쟁력을 강화하고, 소비자에게 충분한 제품 구매정보를 제공함으로써 소비자의 알 권리를 충족하려는 것이 목적이다. 이로써 청양고추 브랜드에 대한 갈등의 종지부가 찍혔다. 이제는 '청양고추' 라 함은 청양지역에서만 재배된 고추를 일컫게 되었다.

여기서 우리가 오해하고 있는 것이 있다. 청양고추는 무조건 매운 것이라고 생각하는 것이다. 고추에는 품종이 200여 가지가 있으며 그중 청양에서는 그 유명한 매운 품종의 청양고추가 있을 뿐만 아니라 맵지 않으며 우수한 일반 품종의 청양고추도 있는 것이다. 매운 품종의 청양고추는 주로 여름철에 소비되고 있으며 일반 품종의 청양고추는 김장용이나 고추장 담그는 데 쓰이고 있다.

고추와 관련된
테마파크

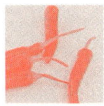 청양에 가면 다른 곳에는 없는 고추와 관련된 테마파크가 있다. 바로 '청양고추랜드'와 '청양고추문화마을'이다. 청양고추랜드는 농민들과 군청에서 고추에 대해 널리 홍보하고 잊혀져가는 전통 장맛을 살리기 위하여 영농조합법인을 설립하여 2004년부터 청양읍 군량리에 고추를 주제로 한 테마파크를 건설했다.

고추랜드에서는 고추와 관련된 각종 식품들을 직접 체험할 수 있으며, 잊혀져가는 전통 장 담그는 방법을 배울 수 있다. 뿐만 아니라 펜션에서는 가족 단위로 거주하면서 고추장 담그기 체험에 참여할 수 있다.

청양고추랜드의 고추장은 시중에 나와 있는 기계를 이용하여 가공하는 고추장과는 달리 전통적인 방법으로 재래식 고추장을 생산하고 있다. 고추장 제조는 청양에서 재배된 고추 중에서 양질의 고추만을 엄선하여 찹쌀을 섞어 지역 주민들이 직접 제조에 참가하기 때문에 옛날 방식 그대로 어머니의 손맛을 담아 다른 고추장에 비해 그윽한 맛과 향을 느낄 수 있다. 청양고추랜드는 도시민들이 쉽게 구입하여 선물할 수 있도록 홈페이지(http://www.gochuland.co.kr/)도 구축되어 있으며 전화로도 구매가 가능하다.

2008년에는 청양고추랜드에서 생산되는 고추장, 된장, 간장에 대해서 충청남도 도지사는 우수한 품질을 인정하여 충남을 대표하는 농특산물로 지정하였다. 또한 충남도청에서 후원하는 해외식품박람회에 참가할 수 있는 우수업체로 선정이 되어 미국 LA에서 주최하는 한국전통식품박람회에 참가하여 외국인들의 입맛을 사로잡았다는 평가를 받았다. 특히 청양고추랜드에서 생산되는 고추장 중에서 청양의 특산물인 구기자를 넣은 구기자고추장은 특허청으로부터 특허도 받았다. 앞으로 청양고추장이 우리들 식탁에서 한 자리를 차지하게 될 날도 멀지 않았다.

뿐만 아니라 청양군은 청양고추의 우수성을 홍보하고 고추의 신비를 널리 알리기 위하여 청양읍 군량리 일원 9만8969m^2에 사업비 160억 원을 투입하여 청양고추문화마을을 조성하기로 하였다. 2010년 9월 완공을 목표로 조성되는 고추문화마을의 주요 시설로는 고추박물관 1동, 펜션 12동, 칠갑산생태관과 세계고추전시관으로 사용될 유리온실 2동, 장미정원, 도시민과 현장 체험객을 위한 생태학습장, 고추박물관, 온실, 주말농장, 산책로와 안내소 등이 있다.

청양고추문화마을은 소도읍 가꾸기 사업으로 조성되는 것으로 청양고추의 모든 것이 전시됨은 물론 고추 기획전시, 고추에 대한 시청각, 고추 관련 농산물 판매점의 역할을 맡아 지역민들의 소득증대는 물론, 지역경제 활성화에 큰 역활을 할 것으로 기대되고 있다.

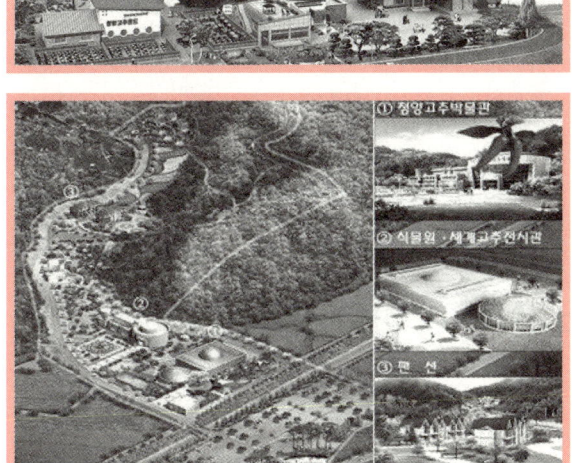

● 청양고추랜드

청양군은 청양고추문화마을이 완공될 경우 기존의 청양고추랜드의 가치 상승은 물론 인접한 고운식물원과의 연계를 통해 군의 대표적인 관광지로 자리매김할 것으로 기대하고 있다. 더욱이 고추문화마을이 조성되면 주말체험형 농장운영 등 마을의 인력 활용과 각종 발전이 상당 부분 이루어질 것으로 기대하며 이를 뒷받침할 것으로 예측하고 있다.

고추를 테마로 한 고추축제

현재 고추를 특산화하려는 도시마다 고추를 테마로 한 축제가 한창이다. 고추를 테마로 한 축제에는 청양 고추구기자축제, 충북 괴산문화 청결고추축제, 충남 태안 고추축제, 충북 음성 설성문화제 및 청결고추축제, 경북 영양 고추축제, 전북 고창 해풍고추축제, 경남 밀양·청양 고추축제, 임실 햇빛나라 고추축제 등이 있다. 이중에서 유명한 고추축제 몇 가지를 보면 다음과 같다.

● **청양 고추구기자축제**

청양에서는 1990년부터 청양 고추구기자축제를 개최하고 있다. 청양 고추구기자축제는 충남 청양의 대표적인 농특산물 축제로 3일간 축제를 진행한다. 청양 고추구기자축제는 청양고추,

구기자의 홍보와 판로 개척 및 지역 농특산물 대축제를 통하여 우수성을 대외적으로 알림과 동시에 생산자 소비자가 함께 참여하는 도농의 어울림 한마당 잔치이다.

청양 고추구기자축제의 주 행사내용을 보면 첫째 날은 청양 고추구기자 발전학술모임, 금줄 만들기 경연대회, 군민 건강 걷기대회를 시작으로 축제의 서막을 장식한 뒤 오후에 지천백세공원에서 인기가수와 연예인이 참석하는 개막축하공연이 펼쳐진다.

둘째 날은 청양 매운맛 푸드 페스티벌, 어르신과 함께하는 청소년 음악회, 청양 구기자 3종경기와 함께 마술공연, 중국기예단공연 등으로 축제의 밤을 선물한다.

셋째 날에는 마라톤대회, 찾아가는 노래교실 가요열전 등을 선보이며 축제가 정리된다. 또한 축제기간 중에는 세계 고추품종전시회, 세계 자연미술페스티벌, 아트작품공모전, 루미나리에 등의 전시행사와 고추장보리밥 비벼먹기, 천연 염색체험, 소형 장승 깎기 및 뿌리공예, 칠갑산 구기자한과 만들기 등 체험행사가 계속된다.

축제를 풍성하게 하기 위해 서울 영등포구, 경기 군포시 등 자매결연지역 주민들이 대거 참여, 도농교류의 장을 만들고 청결세척, 건조, 공동선별, 품질보증, 리콜제 시행 등 차별화된 명품 청양고추를 직접 살펴볼 수 있는 기회도 제공된다.

● 영양 고추축제

영양군의 고추축제는 영양에서 하는 게 아니라 서울시청 앞 서울광장에서 한다. 지역에서 자신들의 고추를 알리는 것보다는 인구가 가장 많은 서울에서 한다는 것이 이채롭다. 뿐만 아니라 명칭을 고추축제가 아닌 H.O.T(Health, Origin, Taste) 페스티벌이라고 붙였다.

영양군의 고추축제는 올해로 두 번째지만 축제는 개막을 알리는 공연을 시작으로 영양고추의 세계화 선포식, 역대 고추아가씨 퍼레이드, 고추아가씨 선발대회와 풍물패, 백정한마당 등의 공연 등으로 이어진다. 또 영양 테마동산 및 어린이 고추밭 체험, 영양고추요리와 음식디미방 전통음식 전시 및 시식, 농경생활 체험 등이 마련된다. 뿐만 아니라 2년마다 열리는 고추아가씨 선발대회는 올해부터 전국대회로 치러진다.

● 괴산문화 청결고추축제

충북 괴산문화 청결고추축제는 괴산의 동진천변 등에서 펼쳐지는 축제로 괴산문화제와 고추축제를 통합해 '청정한 자연과 향토문화가 어우러진 매운 고추 이야기'라는 주제로 개최한다.

첫날에는 축제의 시작을 알리는 축제성공기원 진산제를 시작으로 농악놀이, 시조경창 등 문화 행사와 청결고추퀴즈대회 등 이벤트, 개막식, 축하공연, 고추잠자리 불꽃축제 등이 화려하게 열린다.

둘째 날에는 고추 및 향토음식경연, 초청소비자 환영식, 관광객과 함께하는 청결고추 따기 체험, 올갱이 줍기 체험, 수중달리기 대회, 충북 씨름왕 선발대회, 임꺽정 선발대회, 품바공연 등의 행사가 펼쳐진다.

셋째 날에는 괴산문화청결고추 하프마라톤대회, 향토사연구발표회, 향토음식경연대회, 김덕수 사물놀이 공연, 연민지 창작예술단공연, 한여름 밤의 씨네마 콘서트 등을 진행한다.

넷째 날에는 청결고추 홍보단 초청축구대회, 고추사랑 군민걷기대회, 민물고기 잡기대회, 상여놀이 재현, 괴산가요제 등이 열린다. 또한, 축제기간 동안 괴산 관광홍보관, 청결고추품평회, 동·서양화 및 서예전시, 괴산 바이오감자홍보관, 중국집안시 문화전시, 발효식품전시관, 수석 등 전시행사가 진행된다.

아울러 누에생태체험, 승마체험, 전통짚신공예전시 및 체험, 도예전시 및 체험, 전통한지 뜨기 및 공예 체험, 천연염색 체험, 고추분재 심어가기 체험, 전국 사진촬영대회, 시골절임배추 만들기 체험, 꺽정이 쌀 떡메치기 체험 등 자연생태 및 전통 체험

행사도 펼쳐진다.

 이상과 같이 3가지 축제를 보면 나름대로 서로의 지역색을 강조하는 차원에서 축제가 열리고는 있지만 특별한 이슈가 부족한 편이다. 따라서 고추축제가 우리나라 축제의 대명사인 '함평의 나비축제'나 '보령의 머드축제'처럼 최고의 축제가 되기 위해서는 보는 축제에서 탈피해서 단순히 보는 것과 먹는 것을 벗어나 체험이나 학습이 가미된 축제로 만들어야 한다.

 따라서 고추축제는 먹는 식재료가 특징이기 때문에 먹는 것에 대한 특색을 살릴 수 있어야 한다. 따라서 매운 음식들에 대한 시식회나 매운 요리를 배울 수 있는 학습의 기회를 제공하면 전국의 요식업에 종사하는 사람들이나 식도락가들의 미각을 자극하게 하여 참여를 늘릴 수 있다. 특히 청양의 고추축제가 성공하기 위해서는 우선 학생들이나 젊은이들이 많이 참여할 수 있는 체험이나 학습이 축제에 상당수 녹아들어야 한다. 예를 들면 화분에 고추묘종 심기 행사를 통해 심은 것을 가지고 갈 수 있게 하거나, 축제에 참여한 학생들이 요리 경진대회에 즉석으로 참가해서 매운 요리를 만드는 것 등 다양한 행사가 가미되어야 할 것이다.

06 고추를 이용한 기능성 식품

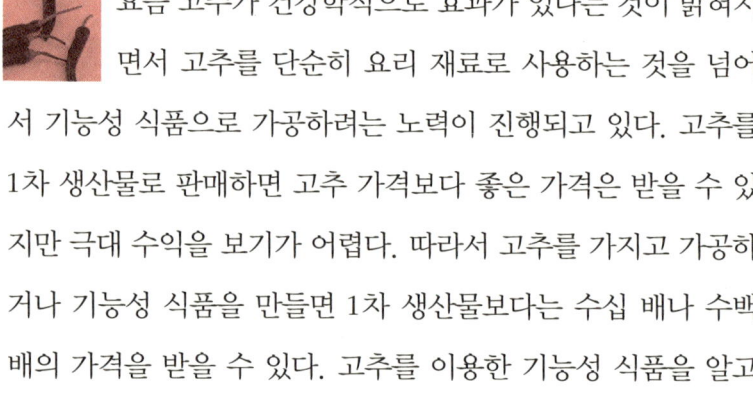요즘 고추가 건강학적으로 효과가 있다는 것이 밝혀지면서 고추를 단순히 요리 재료로 사용하는 것을 넘어서 기능성 식품으로 가공하려는 노력이 진행되고 있다. 고추를 1차 생산물로 판매하면 고추 가격보다 좋은 가격은 받을 수 있지만 극대 수익을 보기가 어렵다. 따라서 고추를 가지고 가공하거나 기능성 식품을 만들면 1차 생산물보다는 수십 배나 수백 배의 가격을 받을 수 있다. 고추를 이용한 기능성 식품을 알고자 하는 사람들을 위해서 몇 가지 아이디어를 제공하면 다음과 같은 것이 있다.

● 비타민 고추

비타민 고추는 고추를 그늘에서 말리면 비타민 C의 함유량이 일반 고추의 1.5배 이상이 되는데 다른 고추에 비해 비타민 C가 많은 고추를 말한다. 일반적으로 고추를 태양에 말린 태양초는 600g당 1만 원이지만 비타민 고추는 600g에 3만 원을 받을 수 있다. 현재 서울의 유명한 백화점에 위탁판매를 했는데, 절찬리에 판매가 되어 특허까지 출원 등록하였다. 청양군에서는 과학적 연구결과에 근거하여 폐교의 교실을 이용한 그늘에서 비타민 고추를 건조시켜 또 다른 명품으로 만들고 있다.

● 고추 껌

고추에는 다이어트에 좋은 캡사이신이 들어 있는데 캡사이신은 혈압을 낮추고 암 발생 위험을 낮춰준다는 연구결과가 나와 있다. 비타민 C, E나 폴리페놀처럼 캡사이신도 유해산소를 없애는 항산화 성분의 일종이다. 살모넬라균, 포도상구균 등 식중독균뿐 아니라 위궤양, 위암의 원인인 헬리코박터균을 죽이는 데도 유효하다.

따라서 고추의 캡사이신을 껌의 재료에 배합하여 청소년, 성인 및 노인층의 광범위한 계층까지 언제 어디서나 늘 간편하게 섭취할 수 있도록 만든 것이다. 고추껌은 신경을 자극하므로 식욕을 자극하거나 졸음 해소에 도움을 준다.

● 고추 캔디

캔디의 'can'은 설탕, 'dy'는 틀에 흘려 넣어 굳힌다는 뜻이다. 캔디는 아라비아에서 설탕을 정제하여 여기에 아카시아의 수액에서 얻은 아라비아고무를 섞어 로젠지라는 것을 만들었는데, 이것이 캔디의 시조라고 할 수 있다. 중세 유럽에서도 설탕은 사치품으로 간주되었으며, 약을 마실 때나 맛을 없애기 위해 설탕이나 벌꿀을 사용하는 습관이 있었으며, 그 후 차차 캔디의 형태가 발달했다. 고추 캔디는 고추껌처럼 사탕원료에 캡사이신을 소량 첨가하여 만들어 고추껌과 같이 신경을 자극하므로 식욕을 자극하거나 졸음 해소에 도움을 주는 건강식품이다.

● 고추 초콜릿

초콜릿은 멕시코 원주민들이 음료 또는 약용으로서 귀히 여기던 카카오콩을 가공한 것으로, 15세기 말에 콜럼버스가 유럽에 전해져서 지금까지 사용되고 있다. 그 후 1828년에 네덜란드인 반호텐이 지방분의 압착이나 설탕 혼합 및 고형화에 성공하여 현재와 같은 초콜릿의 원형을 만들어냄으로써 맛좋은 과자로서 등장하게 되었다. 1876년에는 스위스인 D.피터가 밀크를 첨가하는 데 성공하여 현재의 밀크초콜릿 산업의 문을 열어놓았다. 초콜릿은 가공성형이 자유로워 어떠한 것이라도 그 속에 넣을 수 있고, 다른 것의 속에도 넣을 수 있으므로 종류가 많으며, 계속 신제품이 개발된다. 따라서 고추 초콜릿은 초콜릿 원료에 캡사이신을 소량 첨가하여 만들어 몸에 활력을 주는 단맛과 같이 신경을 자극하므로 식욕을 자극하거나 졸음 해소에 도움을 주는 건강식품이다.

● 고추 김

고추 김은 김을 조리할 때 캡사이신을 첨가하여 김에 매콤한 맛을 첨가함으로 밥을 싸먹을 때 식욕을 자극하거나 매콤한 맛을 주는 건강식품이다.

● 고추 비스킷

비스킷은 밀가루를 주원료로 하여 지방·우유·버터·달걀·당분·향료 등을 섞어서 반죽하여 여러 모양의 틀에 구워낸 마른과자를 말한다. 고추 비스킷은 고추사탕이나 고추 껌처럼 비스킷 원료에 캡사이신을 소량 첨가해 식욕을 자극하거나 졸음 해소에 도움을 준다.

● 고추 쿠키

쿠키는 만드는 방법에 따라 3가지로 나뉜다. 드롭 쿠키(Drop

Cookie)는 수분이 많아 짜서 만드는 쿠키를 뜻하고, 스냅 쿠키(Snap Cookie)는 수분이 적어 롤러기로 밀어 모양을 찍어 만든다. 아이스박스 쿠키(Ice Box Cookie)는 생지를 모양대로 얼려서 잘라 굽는 쿠키이다. 쿠키를 만들 때 설탕만 넣는 것이 아니라 소금을 약간 넣어야 단맛과 조화를 이루어 맛있는 쿠키가 된다.

● 고추 젤리

젤리는 젤라틴과 한천 등을 응고시킨 냉과나 냉제요리 및 과즙에 설탕을 넣어 조려서 만든 잼 종류를 포함한다. 후식이나 간식을 만들 때는 교질분에 과즙과 우유, 양주, 잘게 썬 과일을 섞어 굳히고, 요리용은 담백한 생선, 달걀, 닭고기 등을 곁들여 만들며, 영국과 미국에서는 이것을 흔히 디저트로 애용한다.

● 고추 아이스크림

아이스크림은 우유 또는 유지방, 무지유고형분에 설탕, 달걀, 안정제(젤라틴 등), 향료, 색소 등을 넣고 휘저어서 얼린 얼음과자를 말한다. 본래는 서양요리의 디저트(후식)로서 이용되었으나 오늘날에는 기호품으로 널리 사용되고 있다.

● 고추 된장

된장에 청양고추를 넣어서 오랫동안 묵혀 된장의 맛도 나고 매운 청양고추의 맛도 나면서 고추장아찌 같이 맛볼 수 있는 식품이다.

● 고추 국수, 칼국수, 라면

국수를 만들 때 면에 캡사이신을 넣어 빨갛게 만들면 식욕도 자극할 뿐만 아니라 자연스럽게 면에 있는 캡사이신이 나와 매운맛을 내므로 스트레스 해소나 다이어트에도 좋은 식품이다.

● 고추 청국장

청국장에 청양고추를 넣어서 오랫동안 묵혀 청국장의 맛도 나고 매운 청양고추의 맛도 나면서 고추장아찌 같이 맛볼 수 있는 식품이다.

● 백깍두기

백깍두기는 기존의 깍두기처럼 김치에 고춧가루를 넣는 것이 아니라 고춧가루에서 추출한 캡사이신액을 추출하여 백김치 제조과정에서 투입함으로써 붉은색이 없이 매운맛을 낼 수 있도록 한 것이다.

● 백김치

백김치는 기존의 김치처럼 김치에 고춧가루를 넣는 것이 아니라 고춧가루에서 추출한 캡사이신액을 추출하여 백김치 제조 과정에서 투입함으로써 붉은색이 없이 매운맛을 낼 수 있도록 한 것이다.

● 고추 생수

일반적인 생수에 청양고추즙을 짜서 넣거나 캡사이신을 넣어 매운 생수를 만든 것을 말한다. 고추 생수는 캡사이신의 식욕을 당기게 하거나 몸을 따뜻하게 해주는 효과가 있으므로 식전에 마시거나 몸이 추울 때 먹게 하는 기능성 생수이다.

● 고추 술

고추 술은 고추의 매운맛을 내는 성분이 몸을 자극해 혈액순환을 돕고 몸을 따뜻하게 해주는 효과가 크다. 또한 냉증이 있거나 감기 초기증세에 효과가 있으며 식욕을 증진시켜준다. 단맛이 나는 과일 술과 섞어 마시면 산뜻한 맛을 내는 칵테일이 된다.

청양고추를 깨끗이 씻은 다음 물기를 닦아서 어슷썰기를 해서 소주에 넣어 마신다. 고추 술은 소주의 독한 맛을 순하게 하는 효과가 있으며, 맛이 순해져 평상시보다 많은 양의 술을 마실 수 있으며, 술이 깬 후에 머리가 아프지 않는 것이 특징이다.

잠자리에 들기 30분 전에 소주잔으로 1~2잔씩 마시면 좋다. 꿀이나 레몬즙을 섞어 칵테일로 마시면 더욱 좋다.

● 고추 차

고추의 매운맛 때문에 다이어트 효과를 얻기 위해 일상생활 속에서 먹기 편하도록 고추로 차를 만든 것이다. 고추의 매운 성분은 찬물에서는 잘 안 우러나오기 때문에 끓여서 차처럼 만들어 마시는 것이 좋다. 고추 차는 고추의 에너지대사를 항진시키는 작용을 이용하여 다이어트 효과를 얻기 위한 차이다.

고추 차는 혈액순환을 도와주기 때문에 몸이 찬 증세로 고민하는 여성들에겐 최적의 식품이라고 할 수 있다. 고추 차는 건조시킨 고추에다 보리차, 녹차, 홍차, 율무 중에서 자신의 기호에 맞는 한 가지를 골라 함께 넣고 끓인 것을 식은 후 냉장고에 넣어 1~2일쯤 보관한다. 하루에 두세 잔씩 마시면 효과가 훨씬 더 좋아진다. 집에서 간단히 만들 수 있으며 각자의 기호에 따라 진하게(맵게) 할 수도 있고, 연하게(덜 맵게) 할 수도 있다.

● 고추 피클

고추 피클은 오이 피클과 비슷하지만 오이 피클보다 씹는 맛과 먹은 다음 매콤한 맛으로 오이 피클보다 개운한 맛이 일품이다. 만드는 방법은 우선 고추를 깨끗이 씻은 다음 꼭지가 길지 않게 손질해 물기를 제거한 후 고추에 이쑤시개로 구멍을 살짝 낸 다음 병에 담는다. 소스는 식초와 물을 거의 같은 양으로 섞은 다음 설탕과 소금을 넣고 끓이며 입맛에 맞게 새콤달콤한 정도를 조절한다. 뜨거운 소스를 고추에 붓고 뚜껑을 닫아놓는다. 3일 정도 지나면 새콤달콤하면서도 매운맛이 일품인 고추 피클이 된다.